寺門琢己

も知っておきたい

骨盤の話

GS
幻冬舎新書
013

はじめに

二〇〇五年六月、私は念願叶《かな》って『骨盤教室』（幻冬舎）という本を出版することができた。

整体治療院を開いてから二〇年以上がたつ。その間、臨床の現場で多くの方の体の悩みに向き合いながら、思考し、自分の体を使って実践を繰り返し、こつこつと組み上げてきた骨盤開閉論について書いたもので、骨盤が周期性を持って開閉していること、また、その開閉がスムーズにいかなくなることでさまざまな不調が起こること、開閉は一日一分の簡単なポーズや体操で自分でコントロールできるということと、その方法をひたすらストイックにまとめた一冊だが、これが予想をはるかに超える反響をいただくことになった。

特に驚いたのは、男性読者からの反響の大きさだ。

初めての自分の本（『かわいいからだ』〈幻冬舎文庫〉）を出版して以来、私の本の読者は多くが女性であり、出版社からの依頼も、「女性向けの本を」というものがほとんどだった。骨盤の開閉論、骨盤に連動して動く肩甲骨の開閉の仕組みなど、伝えたい情報は男女問わず役立つはずだという確信がありながら、女性に伝える機会は増えていくのに対して、男性に届かないという状況に、正直ジレンマとある種のあきらめを抱いていた。

ところが、装幀デザインや文体など、明らかに女性向けのつくりを施《ほどこ》したはずの『骨盤教室』が、今までになく男性読者の興味を引き、多くの反響をいただいたのだ。予想もしていなかった結果に大きな喜びを感じる一方で、男性の体が置かれているシビアな状況も改めて認識することになった。

いただいた手紙やハガキには、多くの人が自身の健康に漠然とした不安や具体的な不調を抱えていることが書かれていた。不眠であったり、腰痛であったり、高血圧であったり、なんとなく体調がすぐれないが、検査をしても特に悪いところが見つからない等、それぞれに切実な悩みが書かれている。そして、健康な体を維持していくために骨盤になんらかの秘密があるのではないかと感じて『骨盤教室』を手にとってくださったことがわかった。また『骨盤教室』で書かれていることは、男性の体にも当てはまるのか、当てはまるならすぐにでも役立てたいという声も多くいただいた。

このようなたくさんの声を受けて、今回、本書を執筆させていただくことになった。いつの日か、きちんとした形で、男性にも骨盤開閉論を伝えたいと熱望していた私にとって、今回、このような形で骨盤開閉論と、その土台にある整体の知恵をまとめる機会を与えられたことは、またとない喜びである。

骨盤は、朝、閉まり、夜、開く。また、二週間ごとに大きく開閉を繰り返している。私がこの周期的な骨盤の開閉に気づいたのは、整体治療の臨床現場からだ。

かねてより、私の治療院に通っている女性の多くに、生理前と後で〇・五〜三キログラム前後の体重の増減が見られた。さらに、体重の増減がない場合も、ほとんどの女性が生理前後で体のサイズの違いを自覚していた。

そもそも臨月の妊婦を考えたとき、骨盤に可動性がなければ、あそこまで成長した胎児を体内に抱え込むことはできない。骨盤が固定しているという前提では、妊娠出産前後の体の変化を説明できないのだ。

では妊娠出産期以外の骨盤はどうなっているのだろうか。

妊娠出産に関係なく、毎月、周期的に体重の増減を繰り返している現実の体を観《み》ながら、骨盤は周期的に開閉しているのではないか、と仮説を立ててしばらくたった頃、それが間違いない事実であると確信するに至った出来事があった。詳細は後述するが、体にぴったり合うように採寸されたワイヤー仕込みの衣装を着てパフォーマンスをするプロダンサーたちを専属で観るようになり、明らかに人間の体では周期的な開閉が起こっていると確信したのである。

骨盤は、周期的に開閉している。

上半身の骨盤ともいうべき肩甲骨《けんこうこつ》も、同様に開閉している。

さらに全身の骨格は、骨盤・肩甲骨の開閉にともなって周期的に開閉している。

体は、刻一刻と変化を続けている。一瞬たりとも同じ状態でいることはない。

その不思議は、知れば知るほど、さらにその奥行きを広げる、まさに宇宙のようなものだと感じている。

本書では、体の不思議を読み解くカギとしての骨盤開閉論を、できうる限り具体例を盛り込みながらまとめてみようと試みた。

宇宙のような体の精密なバランスは、どこかが可動性を失い退化したり、逆にどこかが極端に動きすぎたりすることで崩れてしまう。整体とは、ともすれば過剰になったり衰えたりして偏る体のバランスを過不足なく整えていこうとする知恵である。

日々、多くの体と接し、その不思議、面白さに魅了されてやまない者として、その不思議、面白さを知ることが、心と体の不調を改善し、大きな病気や故障を未然に防ぎ、日々健やかで、ストレスなく、効率よく働き遊ぶことができる、すなわち、自分が理想とする人生に近づいていく最短の道であるということを本書で伝えられれば本望である。

男も知っておきたい骨盤の話／目次

第三章 「骨盤が歪む」とはどういうことか ——骨盤と左右差

第八章　スポーツから日常まで
——骨盤未来図

イラスト　前田耕作

第一章

人間本来の身体構造

——骨盤的健康観

日本人男性の体型が変わってきている～メタボリック症候群一〇〇〇万人時代

街を歩いていると、いつの頃からか、かつての日本人とは違ったタイプの太り方をしている男性が目につくようになった。二メートル近くあるのではないかと思われる極端なウエストまわり、顔にはたっぷりと肉がつき、二重あご三重あごになっている。日本人離れしたと言いたくなってしまう太り方の人すらいる。一昔前にはほとんど見られなかったタイプの、俗に言う外国人（欧米人）型肥満が増えているようなのだ。

ところで最近「メタボリック症候群《シンドローム》」という言葉がさかんに世間を賑《にぎ》わせているのをご存じの方は多いと思う。家庭で、オフィスで、メジャーを使ってウエストを測った方も少なくなかったのではないだろうか。

「メタボリック症候群」とは、簡単に言ってしまうと、内臓脂肪型肥満に高血糖、高血圧、高脂血症のうち二つ以上を合併した状態を指す。具体的には、ウエスト周囲径（男性基準値八五センチメートル、女性基準値九〇センチメートル）に加え、中性脂血症またはHDLコレステロール血症、血圧、空腹時血糖の五項目に関して、三項目が基準値を超えた場合に一つの病態として判断しようとするものだ（日本内科学会　二〇〇五年発表による）。

つまり、「メタボリック症候群」の背景にあるのは、肥満なのである。

世界一の肥満大国であるアメリカでは日本に先んじ、二〇〇一年に「メタボリック症候群」の診断基準を発表している。

基準値それぞれの項目は、肥満症、高血圧、高脂血症（脂質代謝異常）、糖尿病（糖代謝異常）などの危険性を測るもので、一つずつとっても、それぞれやっかいな病態ではあることは間違いない。が、いくつかが重複して起こっていることがさらなる問題につながることがわかってきたため、その状態をメタボリック症候群と呼ぶことになったという。

メタボリック症候群の一番のリスクは、代謝全体の異常だという。

代謝の衰えが、なぜこれほど問題視されるのだろう。

それは、代謝の衰えが重大な病気につながるおそれがあるからだという。

日本人の三大死因はがん、心臓病、脳卒中である。このうち、がんをのぞく二つ、心臓病と脳卒中は、循環器病だ。

代謝の衰えは動脈硬化につながる。動脈硬化こそが、心臓病（心筋梗塞《こうそく》、狭心症等）、脳卒中（脳梗塞）や閉塞性動脈硬化症など重大な循環器疾病を引き起こすと言われている。

循環器病は働き盛りに突然発症することが多く、生命にかかわる重大な病気であり、後遺症も深刻だ。だからこそ、「メタボリック症候群」がここまで広く注目されているのだろう。

そして、驚くべきことに、一説によると、今や、日本人の成人男性のおよそ二割にあたる一〇〇〇万人が「メタボリック症候群」なのだそうだ。

一般的に、日本における「メタボリック症候群」増加のおもな原因とされているのが、欧米化した高カロリー、高脂肪の食生活と運動不足である。

私は、ここに、私が考えているもう一つの大きな原因を加えたいと思う。

それは、インナーマッスルの退化である。

インナーマッスルの退化が肥満の原因

人間の体には、その中心部に向かって各部を引き寄せ集めている筋肉が、関節内部の奥深くに存在する。これらはインナーマッスルと呼ばれる。インナーマッスルという呼称にはさまざまな解釈があるため、ここでは体深部にある筋肉群をまとめて、インナーマッスルと呼ぶことにしたい。具体的には、太もも内側の内転筋群や骨盤周辺の腸腰筋《ちょうようきん》(大腰筋《だいようきん》、腸骨筋《ちょうこつきん》の総称)、肩関節の周辺にあるローテーターカフ（棘上筋《きょくじょうきん》、棘下筋《きょくかきん》、小円筋《しょうえんきん》、肩甲下筋《けんこうかきん》の総称）と呼ばれる筋肉群などである。

インナーマッスルは関節をしっかりと固定する役目がある。人間の生活を成立させている、立つ、歩く、座るなどの日常動作を支える重要な役割を持ち、若く健康な体を維持するその働きは、近年急激に注目を集めている。

そして骨盤の開閉にも、このインナーマッスルが大きな役割を果たしている。

ここで、骨盤がどのような形状をしているのか、図1（21ページ）を見ていただきたい。

骨盤とは、一つの骨だと思っている方もいると思う。「盤」という字の印象から、板

〈図１　骨盤とインナーマッスル〉

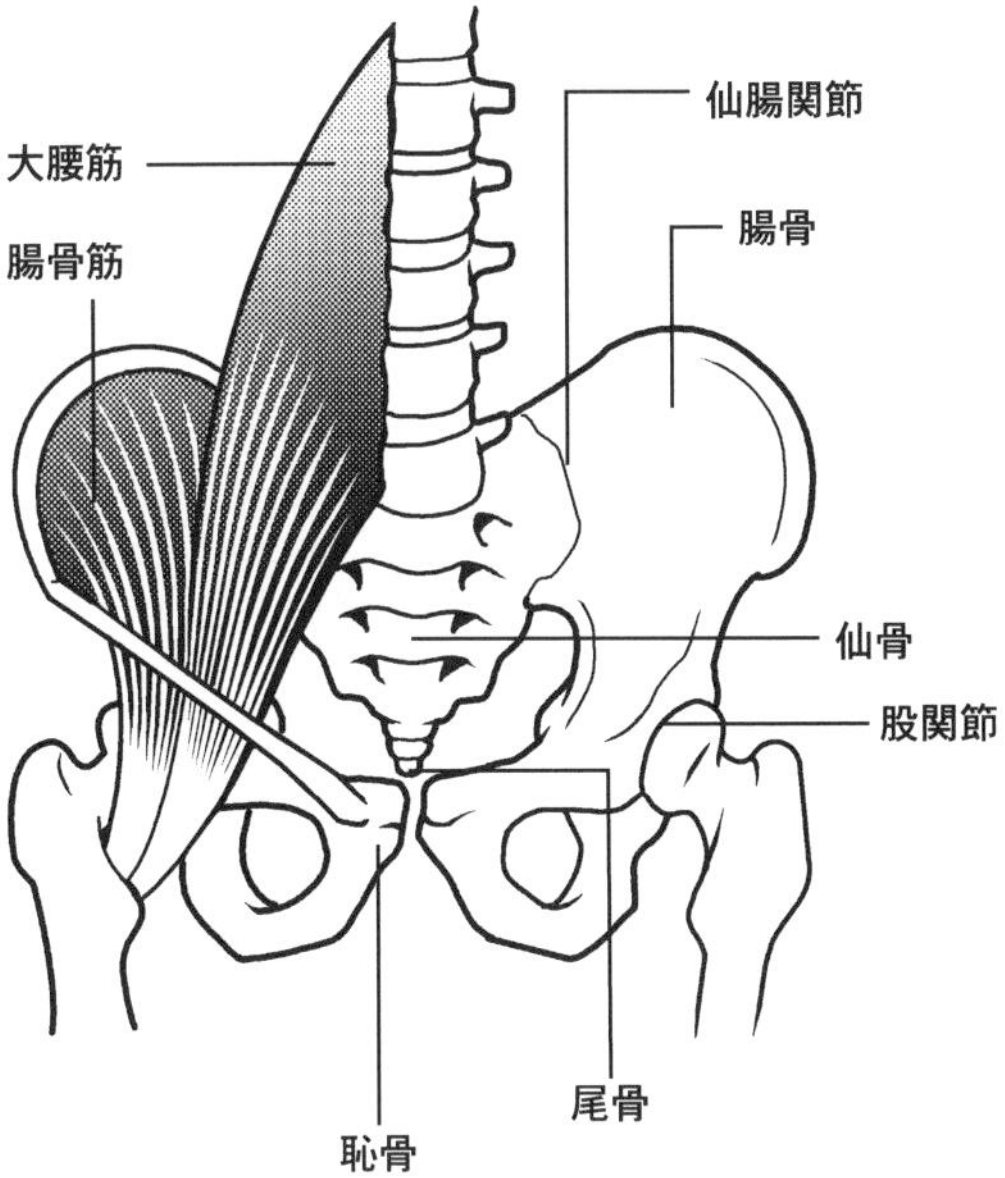

状の一枚骨を想像していた方も少なくないかもしれない。

じつは「骨盤」とは、尻を形成する三つの骨の総称である。中央にある逆三角形の仙骨、そして仙骨の左右にある二枚の腸骨で構成されている。

仙骨と腸骨は、それぞれの面と面が重なるように接しているだけである。それをラップでグルグル巻くようにして強靭《きょうじん》な靭帯《じんたい》がつなぎとめている。これが仙腸関節《せんちょうかんせつ》と呼ばれるもので、関節のなかでも非常に強固なものであり、通常は押しても引いても動かないし、曲げたり伸ばしたりすることもできない。

唯一、面と面が滑《すべ》るようにだけ、可動性を持っている。この特徴から、仙腸関節は「滑面関節《かつめんかんせつ》」とも呼ばれる。

靭帯で強固につなぎとめられた骨盤のまわりを、腸腰筋が覆っている。この腸腰筋が、骨盤の周期的な開閉を支えているインナーマッスルなのだ。

また、インナーマッスルは、対するアウターマッスル（表面筋）と拮抗《きっこう》することで、関節の自由な可動性を保ちながら、過剰な可動による故障を防ぐ重要な役割がある。関節痛などの体の痛みは、退化したインナーマッスルに対してアウターマッスルが強く働きすぎるアンバランスで起こることが多い。インナーマッスルを目覚めさせることで腰痛、膝《ひざ》痛、肩こりなどが解消するのは、このアンバランスが正されるからなのだ。

骨盤のインナーマッスルが退化するということは、骨盤が閉まる方向への可動性を失うということである。平たく言うと、骨盤はどんどん開く方向へ開く方向へと動いて、ついには開きっぱなしになる。

その結果、体にはどんな変化が起こるのだろうか。

まず、体がその内側にある水分を外に出せなくなり、それを腸内にためこむようになる。そして、水分に冷やされた腸の血流が悪くなり、腹部内臓器全般に血液の循環不全をもたらす。

そうなると、各臓器が連係した効率的かつ正常な消化吸収は当然おこなわれず、代謝機能は著しく低下してしまう。消化吸収機能が十分働かない体では、摂取した食物は体内に滞留し、結果として肥満を引き起こす。

これは、まさに「メタボリック症候群」の症状そのものだ。

つまり「メタボリック症候群」予防のためには、食生活の改善を心がけるだけでなく、退化したインナーマッスルを復活させることが重要なのだ。

しかし、なぜ近年、急激にインナーマッスルが衰えてしまったのだろうか。

それは、人間の生活環境がこの一〇〇年あまりで劇的に変化したことが大きい。なかでもいちばん大きな要因は、「歩かなくなった」ことである。

本来、インナーマッスルは立つ、座る、歩く、走るといった、肉体の各器官を複合的に動かす日常動作のなかで、自然に鍛えられていく。しかし意識して動かすことができないため、マシントレーニングなどでそこだけを鍛えることができないのだ。

人間の体は、歩くことを前提にすべての機能を発達させてきた。インナーマッスルに関してだけでなく、たとえば新陳代謝を見ても、歩くことで足の裏では血液成分の血球が破壊され、それによって組織を再生する指令が骨髄を通じて全身に伝えられ、造血機能をはじめとする体全体の新陳代謝が活発になるという仕組みができている。人類の祖先が二本の足で歩くようになったのは、およそ四〇〇万年前だ。

足以外の移動手段――特に自動車が一般に普及したこの百数十年の激変に、長い年月をかけて作り上げられた体のシステムが適応できていない、それが現在の私たちの体に

〈「開き座り寝」と「正座で寝」〉

開き座り寝

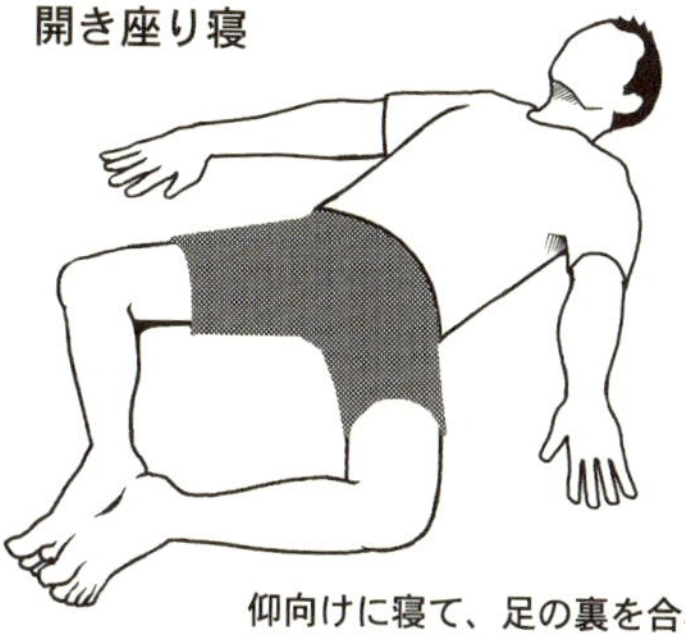

仰向けに寝て、足の裏を合わせ、膝を開く。
膝が床から浮かないようにしたまま１分。

正座で寝

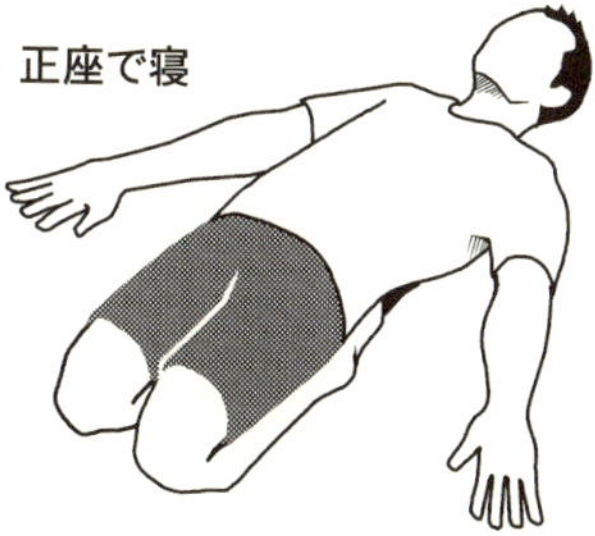

正座したまま、ゆっくり仰向けに寝る。膝の下と背中の上部はできるだけ床から浮かないようにする。そのまま１分間キープする。

トンビ座り寝

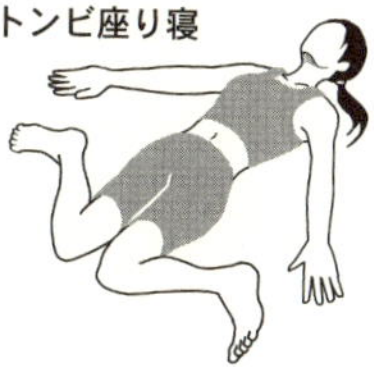

「開き座り寝」と「正座で寝」のポーズを１日１分ずつとるだけで腸腰筋が鍛えられる。股関節の形状が異なるので、女性は「正座で寝」の代わりに「トンビ座り寝」をおこなうとよい。

起こっているさまざまな不調の原因だと私は考えている。

とはいえ、今、すべての移動を歩きにしろ、と言っても無理である。昔がよかったから車のない時代に戻れと言うことに意味はない。確かに、歩くことはインナーマッスルを鍛え、新陳代謝を促進してくれる。誰にでもできる簡単なことにもかかわらず、歩くことは一石三鳥の妙手といえる。しかし、そうは言ってもこのスピード時代、車で飛び回らなければ仕事にならないビジネスパーソンも少なくないだろう。郊外に住んでいれば、大型スーパーまで車以外の足はないという可能性もある。

そんな方のために、一日一分程度で簡単にインナーマッスルを鍛えるポーズ「開き座り寝」と「正座で寝」（25ページ）を紹介したい。なんらかの事情で歩くことが難しいときには、ぜひ試していただきたい。女性の場合は骨盤の形状が違うため、「正座で寝」ではなく「トンビ座り寝」で試してほしい。

いずれにしても「メタボリック症候群」を予防したり、インナーマッスルを鍛えたりするのに、マシントレーニングのような過大な負荷をかける運動をする必要はまったくないということを、ここでは明記しておきたい。

ビール腹の中で起こっていること

インナーマッスルが退化し、骨盤を閉める方向に動かす力が非常に弱くなっている日本人男性がビールを飲むと、体の中ではどんなことが起こるのだろうか。

日本人がビールを飲めば、ほぼ確実に「ビール腹」になる。

それは、農耕民族としての歴史をもつ日本人の腸が、狩猟民族で肉食主体の欧米人のそれに比べて長いからだ。

カロリーの低い雑穀から効率よく栄養を摂取するためには、それらの食物を長時間腸内にとどめ、腸内細菌によって再発酵させなければならない。しかし、食生活が欧米化し、過剰に摂取された牛乳や肉類が長すぎる時間、腸にとどまることで、それが腐敗発酵を起こして、善玉の腸内細菌を悪玉の腸内細菌へと変えてしまう。

その結果、せっかく栄養を摂取しようとしているのに、そこからつくられる血液は酸化したドロドロのものになってしまったりする。

では、そうした食物の代わりに、ビールなどの酒類がそこへ入っていくとどうなるだろう。

水分は、胃と大腸で吸収される。喉《のど》が渇いているときにアルコール飲料を飲むと、臓腑に染みわたるような感覚を得ることがあると思うが、それはアルコールがすでに腸にまで達していることの証《あかし》だ。

そのアルコールに抗酸化剤や防腐剤などの添加物が含まれている場合はもちろん、同時に摂取した食品にそれらの食品添加剤が含まれていれば、腸は食品添加剤を含んだ水分を一瞬拒絶する。そうすると、腸内は、ある意味、水浸しのような状態になり、さらに時間がたつと、腸内細菌が溺《おぼ》れてしまう。

先に吸収されたアルコールの影響で、食欲が増進し、食物を過剰摂取する。しかし、ただでさえインナーマッスルが衰え、消化吸収能力が落ちているうえに、腸が正常な機能を失っているため、十分消化、吸収ができない。つまり、よい便を作れず、便通は滞る。

こうして、下腹部が突き出し、いわゆる「ビール腹」ができあがる。

「ビール腹」であるということは、下腹部に余分な水分を抱えているということだから、腸は冷やされ、血流も当然悪くなる。血流が悪くなった下腹深部では、インナーマッスルに栄養が行き届かず、ますます衰えていく。そして、排便だけでなく、排尿にも同様に支障をきたすようになる。

本来であれば骨盤は睡眠時にたっぷりと開き、下腹内臓器の担う消化吸収をのびのびとおこなえる環境をつくり、朝になると閉まって消化された老廃物を排出する。ところがインナーマッスルの退化によって骨盤が閉まりにくくなっている体は、老廃物を排出することができない。排出されないまま老廃物がさらにためこまれ、消化吸収力はさらに低下し、排泄力はますます失われていくという悪循環に陥る。

排泄力を失うということは、生物として非常に弱体化した状態にあるといっても過言ではない。血圧が高くいつも赤ら顔をしているのに下半身は冷えて真っ白だという人は、横隔膜以下の下腹内臓器の血流がすでに衰えつつあると考えていいだろう。

そうした状況では、各臓器が連係した効率的で正常な消化吸収はおこなわれず、たとえば、腎臓には腎結石の原因の一つであるシュウ酸がたまりやすくなり、肝臓には肝硬変や肝炎の原因にもなりうる脂肪がつきやすくなる。

大腸の状態がこれほどまでに腹部内臓器全般に影響を与えるのだということを、ぜひ心にとめておいていただきたい。

ハゲとED

骨盤の開閉は、交感神経と副交感神経の切り替えスイッチの役割を果たしていると私は考えている。

夜十分に開くことで体はリラックス状態をつくる副交感神経優位に切り替わり、朝、閉まって全身のテンションを上げながら、体は活発に活動するために交感神経優位に切り替わる。ところが骨盤が開閉不全に陥っていると、睡眠時に副交感神経が優位に働くのが妨げられてしまう。結果として、代謝機能が十分に働かない。

そうすると、睡眠時におこなわれる体のメンテナンス――筋肉や骨など、体の組織の修復――に非常に時間がかかってしまったり、ひどい場合には再生できなくなってしまったりする。

血管やリンパ管などについても同じことがいえる。代謝機能が衰えることで、メンテナンス不足が続き、体内を縦横無尽に走っている脈管が細くなったり、硬くなったり、劣化したりして、目詰まりを起こしやすい状態になっていく。

脈管は体の各部にさまざまな物質を運び、それ自体が体の代謝機能において重要な役割を果たしているから、これによって、体の代謝機能はいっそう衰えることになる。またもや悪循環である。

ところで、男性の体の悩みとしてつねに上位にランクされるものに、「ハゲ」がある。髪は毛球部を取り囲む血管から栄養が送られ、成長していくが、ここの血行が悪化することで、髪の栄養分が不足し、ハゲていく。原因である頭皮の血行不全を改善するために、ブラシなどで頭皮を刺激するマッサージを施した経験がある方もおられると思う。もちろん、それも血行改善の方法なのだが、体の基本である骨盤の開閉がスムーズになれば、頭蓋骨も連動して可動性を取り戻し、より大きな頭皮の血行改善が期待できるのだ。

それればかりではない。男性器の勃起機能の低下であるＥＤもまた、骨盤の開閉不全による代謝異常がその大きな原因と考えられる。

勃起《ぼっき》は、神経系と血管系が正常に働くことによって起こる。性的刺激によって、神経を介し勃起の信号が送られると、動脈が開いて海綿体に血液が流れ込む。ところがなんらかの原因で動脈が十分に開かないと、うまく勃起できなくなる。

以前は、加齢やストレスが主な原因と考えられていたが、近年は高血圧や糖尿病、心臓病なども ＥＤを起こすことがわかってきた。これらは、「メタボリック症候群」の項でも目にしたものばかりである。代謝不全から動脈硬化につながる病気だ。

つまり、ハゲも、ＥＤも、メタボリック症候群もすべて根は同じ、骨盤の開閉不全による代謝機能の衰えと、血行の悪化に起因していると考えられるのである。

ＥＤという言葉は古いものではない。「ＥＤ」以前に勃起不全を指して使われていた言い方に「インポテンス」がある。性的不能と訳されるこの言葉は、人として本来備わっている能力が失われていることを意味するので患者に対しての配慮に欠けるとされ、現在ではＥＤという名称が一般的に使われるようになった。

しかし、誤解を恐れずにいえば、やはりそれは人としてのあるべき状態を失っているのだ。本来であれば、人の体は、骨盤がスムーズに開閉することで、十分に代謝がおこなわれ、血液や体液が滞りなく循環しているはずだ。インナーマッスルの退化によって骨盤が開閉不全に陥ったときはあるべき姿を失っているのだ。その結果、先に挙げたさまざまな不調が表れてくる。その一つがEDなのだと考えれば、ここまで悩む人が多いのもうなずける。日本人男性でEDに悩む人数は一〇〇〇万人強とされている。奇《く》しくもメタボリック症候群の人数と同じである。

逆にいうと、本来の人間の状態――骨盤の開閉がスムーズである体を取り戻せば、いわゆる成人病のリスクが減る可能性があるといえるだろう。また、ハゲやEDの問題にも明るい兆しが期待できるのではないか。

インナーマッスルを鍛え、骨盤のスムーズな開閉を取り戻すことは、このような期待が持てるのである。

鍛えても故障するのはなぜか～清原とロナウジーニョ

筋肉を鍛える、ボディビルドをするといった場合の「筋肉」というのは、通常、アウターマッスルのことを指している。たとえば、プロ野球の清原選手が努力して身につけた筋肉のヨロイなどは、その代表的な例だろう。

アウターマッスルは、基本的には、体を外側へ動かすための役割を担っている。

一方、人間の体には、その中心部に向かって各部を引き寄せ集めている筋肉が、関節内部の奥深くに存在し、それらをインナーマッスルと呼ぶこともすでに述べた。

インナーマッスルは、アウターマッスルとは違って、ほとんど意識して動かすことができない。意識して鍛えることができるアウターマッスルとは真逆である。

近年、スポーツトレーニングの分野では、いかにインナーマッスルを強化していくかに注目が集まっている。世界を代表する陸上競技クラブが練習理論に取り入れ、その成果としてシドニーオリンピック男子一〇〇メートルでモーリス・グリーンが見事金メダルを獲得したことで、一躍脚光を浴びた。

他のスポーツでも、トップアスリートと呼ばれる人たちは、インナーマッスルが発達していることが多い。そのもっとも典型的な例が、ブラジル代表のサッカー選手、ロナウジーニョだ。

ロナウジーニョは、日本人と大差のない華奢《きゃしゃ》な体型をしているにもかかわらず、フィールドの中であれほど戦闘的に動いていても、まずつぶされることがない。彼が自分よりも体格に勝る相手を俊敏に抜き去ることができるのは、インナーマッスルを含めた六〇〇を超える全身の筋肉が独立して動き、かつ理想的な連係を保ちえているからだ。

ロナウジーニョがしゃがんで写っている写真を目にしたことがあるだろうか。初めてその写真を見たとき、ロナウジーニョの肉体の秘密がはっきりとわかった。一見華奢に見える彼の体のなかで、太ももの内側の内転筋群だけがボッコリと盛り上がっていたのだ。

ちなみに、日本代表のサッカー選手のなかでは、中村俊輔選手、加地亮選手が、インナーマッスルの発達したプレーヤーの代表格といえるだろう。

中村選手は、卓越したテクニックが目を引くために、瞬間的なスピードやスタミナが評価されることは少ないが、じつはそうした部分での潜在能力を十分に持っている。

一方の加地選手はといえば、まさにそうした点で評価されているプレーヤーだ。特にその驚異的な運動量、持久力はジーコからオシムに監督が代わっても高く評価され、引き続き代表に選ばれている。

ともに共通していえるのは、けっして体格のよいほうではなく、華奢とさえいえることだろう。このことからも、インナーマッスルを鍛える方法が、筋肉のヨロイをまとうためのトレーニングとは一線を画していることがわかるはずだ。真の意味で「強い体」とは何かというヒントがここにある。

マシントレーニングでは鍛えられないインナーマッスル

マシントレーニングなどによって体を大きくしていくことが必ずしも肉体を強化することにつながっていかないのは、一見立派な筋肉を身につけた清原選手が故障がちであることからもおわかりいただけると思う。

かたや、ロナウジーニョはといえば、華奢な体で、たいした故障もなく、世界ナンバーワンプレーヤーの名をほしいままにしている。

この差が、すなわち、両者のインナーマッスルの性能差を如実に表している。

そして、インナーマッスルがアウターマッスルに拮抗して働くことを考えると、アウターマッスルだけを鍛えることは筋肉全体のバランスを崩しかねず、むしろ故障の原因になるとさえいえるのだ。

では、インナーマッスルを鍛えるには、どうすればよいのだろうか。

前にも触れたが、インナーマッスルは、外から手で触れられないくらいの体の深部にあるうえに、非常に細かくて数も多く、それだけを鍛えるのがとても難しい。現在、インナーマッスルを鍛えるためのさまざなトレーニングが考案され、また注目を集めているが、これまでのところはそれだけを鍛える効果的な方法というのは見つかっていない。

ただ、それは、インナーマッスルを鍛える方法がまったくないという意味ではない。

たとえば、ウエストが細くなる、脚が引き締まると、おもに美容目的で女性の間で大ブレイクしている「乗馬式健康マシン」がある。不安定なそのマシンの上で乗馬をするときのようにバランスをとろうとすると、無意識のうちに骨盤周辺のインナーマッスルを使うことになり、結果的にそれが鍛えられる。また、ボールの上に乗ってバランスをとる運動にも、同様の効果がある。

腰を細くし、脚を引き締めるための運動がインナーマッスルを鍛える運動になるということは、一般的なトレーニングの常識を覆し、これまでの言葉をさまざまな意味で裏づけるものであるといえるかもしれない。

マシントレーニングではなく、バランスをとるというような複合的な運動のなかに、インナーマッスルを鍛えるヒントが隠されている。

屋形船の仲居さんの体の秘密

とある取材を受けていたとき、屋形船の仲居さんとして今も現役で働く七〇過ぎの女性の腸腰筋が、非常に発達していたという話を聞き、膝を打つ思いだった。

屋形船の仲居さんは、不安定な船の上とは思えないほど小気味よくテキパキと動く。相当の年配に見える人でも、シャキシャキと働いている。いや、かえって、ベテランの仲居さんの立ち居振舞のほうが、若い仲居さんより安定感があるほどだ。太っている人もあまりいない。

それもそのはず、屋形船の仲居さんたちは、仕事の間中、たくさんの料理を持って、揺れ続ける船の上で何度も行ったり、来たりを繰り返しているのだ。

いわば、究極のバランス運動を長年続けているといっても過言ではない。

そのために、太ももの内転筋群や腰まわりの腸腰筋などのインナーマッスルがおのずと鍛えられ、腰と脚の引き締まった、ある意味、インナーマッスルが発達している人に特有のボディバランスが身についたのであろう。

骨盤は人体の骨の中心をなす重要な部分である。また、骨の重要な働きである造血機能の中心でもある。骨盤の開閉をいかにスムーズに維持していくか。それが、便利を追い求めて文明を発達させてきたことで、肉体にとっては過酷な環境となってしまった現代で、いかにイキイキと、健康に生き抜けるかのカギになるはずだ。

第二章 骨盤がスムーズに開閉しないと、何が問題なのか
——骨盤開閉論

運動会で転ぶ父親が続出

運動会のシーズンになると、子どもと一緒に颯爽《さっそう》と走るはずの父親があえなく転んでしまう姿をテレビのニュースなどでよく見かける。一見微笑《ほほえ》ましい光景だからこそ話題にもなるのだろうが、転ぶだけならいざ知らず、場合によってはアキレス腱《けん》を断裂することもあるのだから、当人にとっては笑ってばかりもいられない。

なぜこのようなことが起こるのか。

部活動等でスポーツに精を出していた当時のイメージを抱いて走り出したものの、足の各部……特に足首が日常生活の中でほとんど使われていないために退化してしまい、そのイメージを体現するだけの機能を失ってしまっているからである。

そして、そうした人は、足首が十分に機能していないばかりか、骨盤の開閉運動にも支障をきたしているケースが多い。

じつは、足首の可動性をみることで、骨盤が正常に開閉しているかどうかを知ることができる。

まずは、簡単に足首の可動性をはかれる「ベタ足屈伸」（45ページ）を試していただきたい。

いかがだろう。簡単な運動ではあるが、実際に試してみると、後ろにひっくり返って転がりそうになってしまったり、お尻を十分に下ろすことができなかったりして、意のままに動かない自分の体に愕然《がくぜん》とする方も多いのではないだろうか。

バランスよく上下動できれば、足首の機能の衰えもそれほどなく、骨盤の開閉もまず順調といえる。しかし、そうでない場合は、足首の機能が衰えていると同時に、骨盤も開閉不全に陥っている可能性が高い。

なぜなら、足首から骨盤まではいくつもの靭帯や筋肉でつながっており、スタート地点の足首が固まっていることによって生じる緊張はスネとふくらはぎ、膝、太ももと伝わるうちにより大きな偏りを生み、確実に骨盤に影響を与えるからである。

開閉のリズムは月のリズム

骨盤は、仙骨と左右の腸骨によって、立体的に構成されている。

〈ベタ足屈伸〉

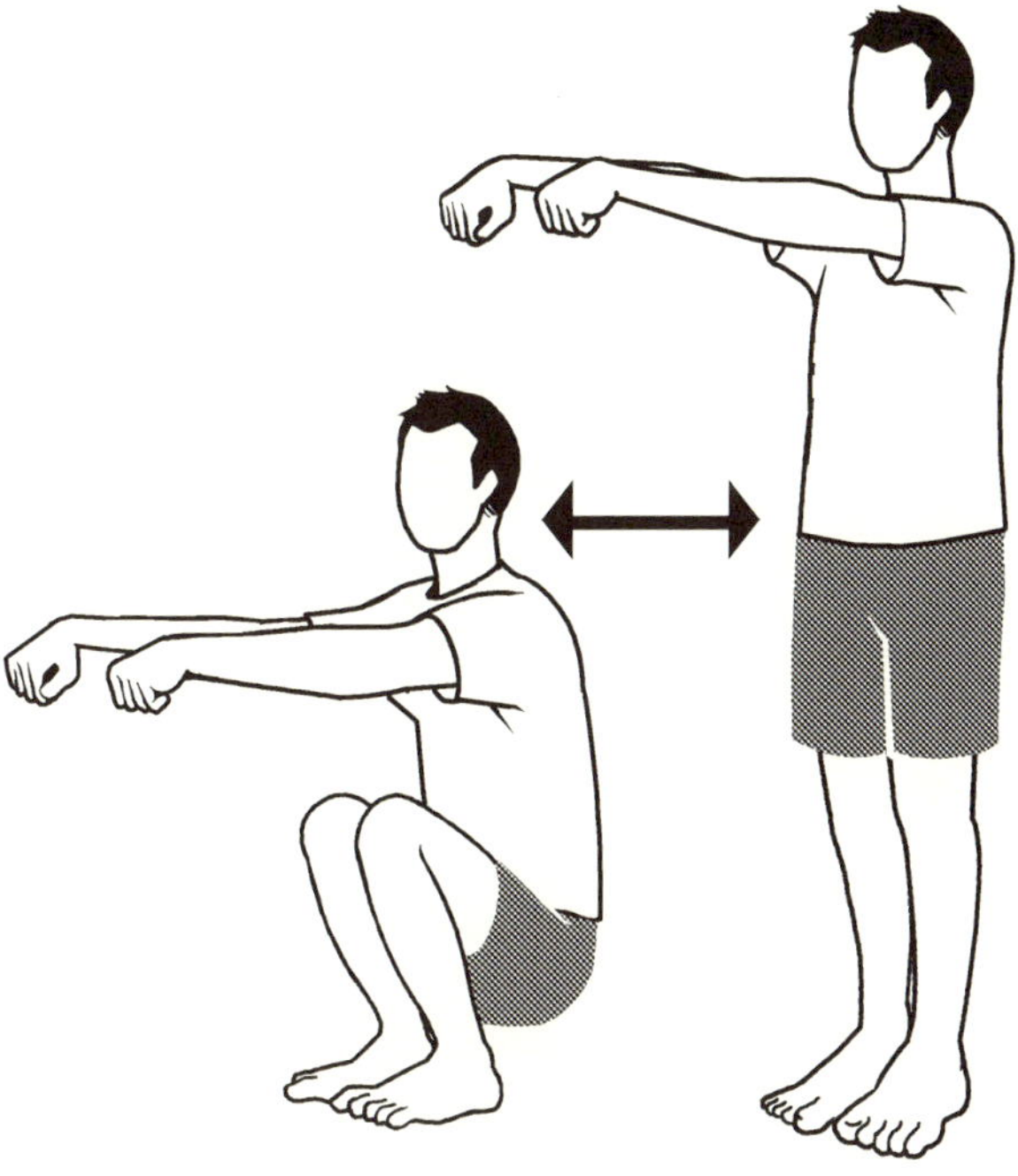

両足のかかと、くるぶし、膝、太ももの内側をできるだけつけるようにして、かかとを上げずに、足の裏全体を床につけたまま、屈伸運動を10回おこなう。

仙骨と腸骨は、面と面で接しており、腸骨が仙骨の上をゆっくりとスライドすることで、開閉運動をおこなっている（47ページ図2）。

その開閉運動は、一日では朝、目覚めのときに閉まり、夜、睡眠に向かって開いていく。別の言い方をすれば、骨盤は覚醒時には閉まっていて、睡眠時には開いているということになる。もっとも、夜間の照明環境や不摂生なライフスタイルの影響もあって、現代人の骨盤はその本来のリズムが乱れてしまっていることも少なくない。これが、体のさまざまな不調につながっている。

また、骨盤には、一日二十四時間のサイクル以外にも、二週間ごとの開閉周期がある。骨盤が閉まっていく時期と開いていく時期が、ちょうど月の満ち欠けと同じように、それぞれ約二週間ずつ交互に訪れるのだ（48ページグラフ）。

この二週間ごとに訪れる骨盤の開閉周期は、女性の場合、生理周期と連動している。生理から排卵に向かって閉まり、ピークを迎えると、今度は生理に向かってゆっくりと開いていく。

では、男性の場合はどうか。女性と違って生理がないぶん、自覚はしづらいが、やは

〈図２　骨盤の開閉〉

骨盤が閉まる

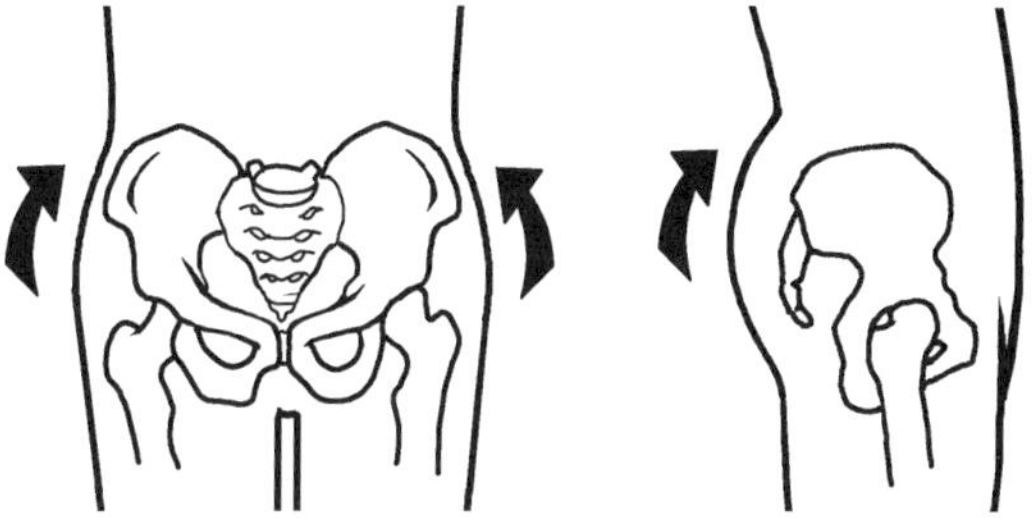

腸骨が背中側に持ち上がり、骨盤内のスペースが狭まる。仙骨と腸骨が後ろに反り上がり、背骨がきれいなＳ字に湾曲する。反り上がった仙骨が床に当たるため、寝ていられなくなる。

骨盤が開く

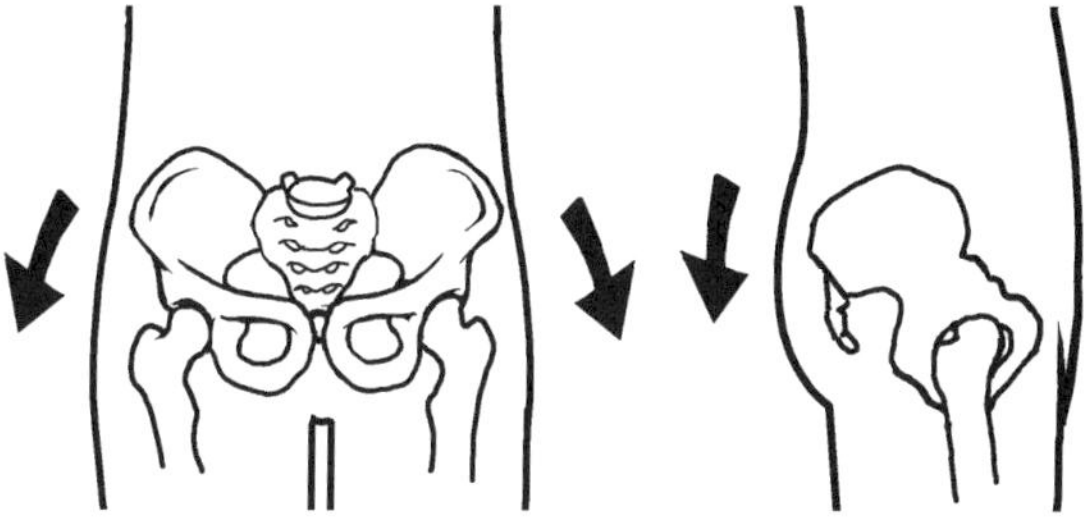

腸骨が下垂し、恥骨結合が前にせり出す。骨盤内のスペースが広がる。背骨の湾曲角度はゆるやかになり、体全体が弛緩するので、まっすぐ立っていられなくなる。

〈骨盤の開閉周期〉

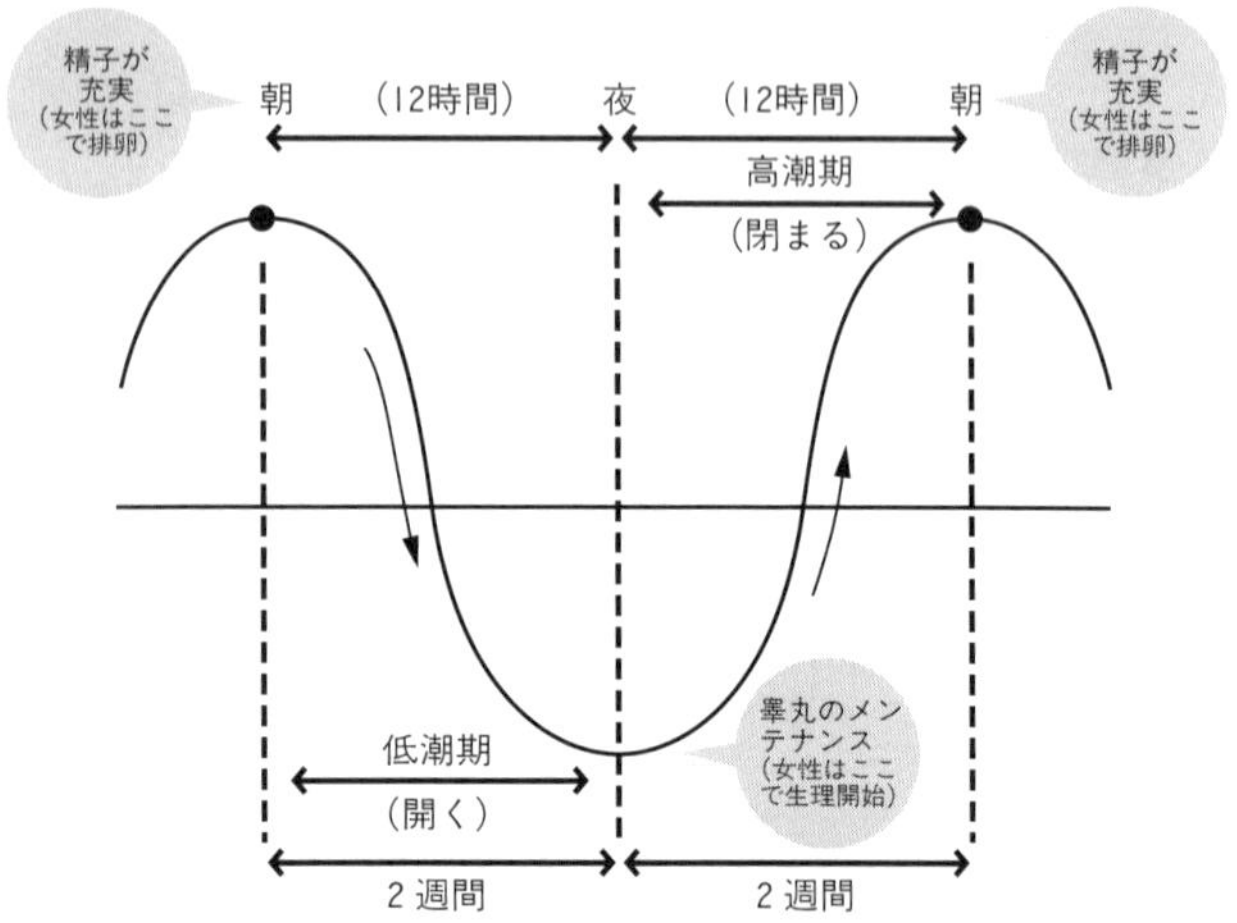

骨盤は、２週間かけてゆっくりと閉まり（高潮期）、ピークを過ぎると今度は２週間かけてゆっくりと開いていく（低潮期）。１日では朝に向かってゆっくりと閉まり、ピークで目覚める。その後はゆっくりと開いていき、開きのピークで入眠する。

男性の場合、高潮期には精子を活発に生産する。１日の周期でピークにあたる起床時に勃起しているのはこのためである。逆に低調期は睾丸のメンテナンス時期になるため、精子の生産は高潮期ほど活発ではなく、それほど強い性欲を感じないことも多い。

り二週間ごとに開いて閉じてを繰り返していることに変わりはない。

骨盤が閉まっていく時期、男性の睾丸《こうがん》では精子が盛んにつくられる。逆に、骨盤が開いていく時期には、睾丸でつくられる精子の量は極端に少なくなる。

つまり、女性の生理ほどわかりやすくないにしても、睾丸を軽く握ってみれば、男性の体がどちらの周期にあるのかも見当をつけることはできるというわけである。睾丸が普段よりも重く感じられたり、硬く感じられるようであれば、骨盤が閉まっていく時期と考えてよいだろう。また、骨盤が閉まっていく時期には性欲が旺盛になるケースが多く、逆に淡泊な時期は骨盤が開いていく時期に重なることでも判断できる。

男性の生理ともいえるこの体の変化を私は「睾丸周期」と呼んでいる。

ほとんどの人が偏っている？

閉まるべきときには思いきり閉まり、開くべきときには思いきり開く骨盤は、正常に機能しており、「ニュートラル」な状態にあるといえる。

しかし、実際には、体質やさまざまな生活習慣の影響で、開くのは得意だが閉まりにくい「開き傾向」、閉まるのは得意だが開きにくい「閉まり傾向」のどちらかに偏っていることが多い。

自分の骨盤がどちらの傾向にあるのかは、「開き座り寝」と「正座で寝」(25ページ)をそれぞれ試してみることで、簡単にわかる。

「開き座り寝」のほうが楽にできる人は開き傾向、「正座で寝」のほうが楽にできる人は閉まり傾向にある。ただし、女性の場合は、男性とは骨盤および股関節《こかんせつ》の構造が異なっているので、判定としては「開き座り寝」と「トンビ座り寝」で試していただきたい。

開き傾向、閉まり傾向、完全フリーズ、それぞれの問題点

いかがだっただろう。

自分の骨盤の傾向を摑《つか》めただろうか。続いて、それぞれの傾向について、偏ることで何が問題なのかを順に述べてみたい。

・「開き傾向」の問題点

この傾向の人は、骨盤が閉まるべきときに十分に閉まりきらないので、体内のテンションが高まらず、排泄力が衰えていることが多い。その結果、体外に排出すべき水分を腸内にためこんで、下半身の血流が悪くなり、肥満や冷え性などの症状を引き起こす。女性の場合は、それが原因で、妊娠に必要な基礎体温を維持できずに、不妊症にいたることもある。

・「閉まり傾向」の問題点

この傾向にある人は、骨盤が開くべきときにきちんと開ききらないので、「開き傾向」の人とは逆に、つねに体では緊張が続いている。その結果、なかなか寝つけず、不眠に悩む人も少なくない。また、代謝過剰になり食べても食べても太れず、ゆるめず、行きすぎると激痩《や》せ、最悪の場合は、命に関《かか》わるような事態を招くこともある。

・「完全フリーズ」の問題点

最後に、開くのも苦手、閉まるのも苦手という、いわば骨盤が「完全フリーズ」状態になってしまっている場合。ここに当てはまる人は、「開き傾向」「閉まり傾向」の両方の問題点を同時に抱えているといえる。この状態が慢性的かつ深刻な不調をもたらしていると考えたほうがよいだろう。

「開き座り寝」「正座で寝」（「トンビ座り寝」）は、骨盤の開閉の傾向を確かめるだけでなく、それぞれの傾向を「ニュートラル」に近づける効果もある。風呂上がりなどに苦手なほうの「座り寝」を一分行うだけで、体は徐々に機能を回復する。

十分に開閉する「ニュートラル」な骨盤があれば、それに連動して体全体のしなやかさが保たれ、ケガや病気にもなりにくく、疲れを知らない理想的な体と心を手に入れられる。忙しい人にこそお勧めしたい。

自律神経と骨盤脳

人間の体には、気温の変化や精神的ストレスなどの外界からの刺激に対して、体内の状態を一定に保とうとする働きがある。これを身体恒常性＝ホメオスタシスという。

ホメオスタシスは、自律神経がすべての内臓と血管、分泌腺を支配し、調整していることで保たれている。自律神経が働いているおかげで、私たちの体では意識しなくても呼吸がおこなわれ、消化活動がおこなわれ、汗をかいたり鳥肌を立てて体温を一定に維持している。いくら頭で「消化しろ！」と命令しても、胃も腸も働いてはくれない。意識ではコントロールできないのだ。私たちの体内では、意識の外で、驚くべき精巧なメカニズムで命をつなぐ活動がたゆまなくおこなわれている。その奇跡といってもよい事実を正面から受け止め、私たちは自らの体にもっと敬意を払うべきではないか。

話を戻そう。自律神経には、活動する神経ともいわれる「交感神経」と、休む神経ともいわれる「副交感神経」がある。それぞれが一つの器官に対して相反する働きをして、体をバランスよく機能させている。たとえば、目であれば、瞳孔を拡大させ視覚を好転させるのは交感神経で、縮小させ視覚情報の量を減らすのは副交感神経である。また、血圧、心拍数を上げるのは交感神経で、逆に血圧を下げ、心拍をゆったりした拍動に抑えるのは副交感神経の働きである。

一般的には、交感神経は覚醒時や緊張時に、副交感神経は睡眠時やリラックス時によく働くといわれている。

別の言い方をすれば、交感神経が優位にあるときには、脳もまた活発に働いているということだ。

一方で、副交感神経が優位にあるときには、脳も休息している。このとき、体の中では自律神経の中枢である太陽神経叢《たいようしんけいそう》が、その役割を担っているのではないかという仮定が成り立つ。このことから、私は太陽神経叢をもう一方の脳であるととらえ、それを骨盤脳と呼んでいる。

本来、人間の心身は、交感神経と副交感神経、脳と骨盤脳（太陽神経叢）の働きのバランスがとれていることによって、健康な状態で社会的生活を営むことができる。

しかし、現代社会においては、私たちの行動は、望むと望まざるとにかかわらず、脳や交感神経の側に偏りがちだ。氾濫《はんらん》する視覚情報、煩雑な人間関係、仕事、家庭問題、不規則な生活習慣、ホルモンバランスの乱れ……そのすべてが、交感神経を優位にさせるストレス、緊張となる。

その結果、自律神経が均衡を失い、自律神経失調症をはじめ、さまざまな不調を引き起こす。

ストレスフルな環境に取り巻かれている今、太陽神経叢や副交感神経の働きをよりいっそう強く意識することこそが、健康な体を維持し、現代社会を生き抜くうえで重要になる。

じつは、私が考案した「骨盤体操」には、そうした外部環境をシャットアウトして、交感神経優位の状態を強制終了させるための体操という意味合いもあるのだ。

骨盤が十分に開閉していれば、過酷な環境である現代社会においても、本来あるべき理想に近い形で骨盤脳が活発に働き、副交感神経優位の状態が生まれやすくなる。

そのことによって、交感神経と副交感神経の調和は保たれ、結果的に自律神経をコントロールすることにもつながっていく。

一日の中で、骨盤は夜開き、朝閉まる

骨盤は、一日のうちで朝閉まり、夜開くのが正常な周期である。

骨盤が覚醒時に閉まり、睡眠時に開くのは、体にとってそうでなければならない理由があるということだ。

起きているときは活動期、寝ているときは休息期であるのは言うまでもない。そして、我々はその「休息」という言葉のなかに、「休む」という意味だけでなく、「回復する」

という意味を無意識のうちに含めている。

実際に、そのとおりなのだ。疲労した内臓器官の調整、傷ついた筋肉の修復、骨の強化や成長などは、すべて睡眠時に、副交感神経が優位に働くことによって、おこなわれるのだ。

たとえベッドに横になったとしても、精神の緊張が抜けず、交感神経が優位に働き続けている限りは、どれだけ長時間横になっても、本来的な意味で体の疲れが抜けることはない。

最近、「質の高い睡眠」ということがいわれるようになっている。

体が求めている質のよい睡眠とは、覚醒時に活発に働いていた脳や交感神経を十分に「休ま」せ、副交感神経を働かせることで、骨格筋（アウターマッスル・インナーマッスル）へ大量に流れ込んでいた血液を胃腸、皮膚、腎臓などへ戻し、内臓や筋肉や骨などの体の各所を「回復する」ものにほかならない。

つまり、質の高い睡眠のためには、副交感神経を優位に働かせる必要がある。

とはいえ、自律神経は意識でコントロールできない。だが、直接働きかけることは難しくても、骨盤の開閉運動を利用することで、間接的にはアプローチすることが可能なのだ。

大脳から骨盤脳への切り替えは、交感神経と副交感神経の切り替えスイッチ

骨盤は、周期的に開閉している。

一日では朝閉まり、夜開く。また、二週間単位で大きく閉まり、ピークまで閉まったあとはゆっくりと開いていく。閉まっていく時期を「高潮期」、開いていく時期を「低潮期」と呼んでいる（48ページグラフ）。

高潮期には、インナーマッスルが作動し骨盤が閉まり、日中の活発な活動を支えるべく、体全体にテンションがかかり、緊張が高まる。もちろん、このとき大脳は活発に働き、交感神経が優位に働いている。

一方低潮期には、インナーマッスルがゆるみ骨盤が開き、全身の緊張がほぐれ、大脳から骨盤脳へと主役は切り替わり、副交感神経優位の体になる。

整体の活動を通じ、二〇年以上私が伝えてきた「骨盤体操」は、ある種のショック療

法で骨盤を閉める、または開く方向へ誘導する方法である。

現代社会で生きるということは、とりもなおさず、脳、特に大脳新皮質《だいのうしんひしつ》を主体として活動するということである。個人レベルでいえば、仕事や勉強、社会レベルでいえば、政治や経済をはじめ、社会的に価値があると認められているほとんどすべてのものが、大脳新皮質、つまり「意識」の産物といってよいだろう。

しかし、体全体からみれば、その一部にすぎない脳ばかりを主体として活動することは不自然なことでもあり、それによって体のバランスが失われ、健康を損なう原因にもなっていることは、すでに述べたとおりである。

骨盤体操は、まず最初に痩せるという側面から注目され、ダイエット法の一つとして取り上げられることが多かったため、「閉める骨盤体操」ばかりが脚光を浴びていた時期があった。しかし、何度も繰り返し述べてきたように、骨盤は開閉することが何よりも重要なのである。閉めるだけ閉めてそのままの体は、いつまでも交感神経優位のままの緊張状態が続き、それがさまざまな不調につながる。

一方、骨盤の開閉がスムーズな人は、脳主体で活動せざるをえない現代社会においても、体の不調をそれほど生じることがなく、健康を維持できている。

また、美容面から見ても、十分に開くことのできる骨盤は、また十分に閉まることができる。骨盤の可動域が広がり、ダイナミックに開閉することで、老廃物がしっかり排出され、新陳代謝も活発におこなわれ、結果的に痩せ、肌や髪、爪なども若々しくいられるのだ。

深く眠ることで、人は毎日生まれ変わる

たった一個の細胞（受精卵）が分裂を繰り返してできる人間の体は、六〇兆個もの細胞から成り立っているという。

それらの細胞の寿命は、もっとも短い小腸の上皮細胞で約二十四時間、免疫細胞である白血球が短いもので数日、長いもので数カ月、赤血球が約四カ月、骨細胞が数年から十数年とさまざまである。

それぞれの細胞の寿命は異なっているが、一日単位で考えると、体全体の細胞の約二〇パーセントにあたる一〇兆個超の細胞が毎日死んで、成人後は増殖しない脳細胞など

の一部の細胞を除いて、新しい細胞に生まれ変わっている。この営みが、新陳代謝と呼ばれるものだ。

体の五分の一が毎日入れ替わっていくのだから、朝起きるたびに新しい人間に生まれ変わっているとさえいえるかもしれない。

だが、やはりそれも、副交感神経が優位に働いている状態で深い睡眠がとれていることが前提になる。

とにもかくにも、副交感神経を優位に働かせて、深い睡眠をとる。

日々仕事に追われるストレスフルな環境にあっても、それさえできていれば、たいした不調もなく、活動することができるのだ。

第三章　「骨盤が歪む」とはどういうことか
――骨盤と左右差

自分ではわからない骨盤の歪み

「あなた、背骨が歪《ゆが》んでいますね」とか、「骨盤が歪んでいますね」とか言われたことがある人は意外に多いようだ。

しかし、歯並びが悪い、乱れているなどというのとは違って、背骨や骨盤が歪んでいるというのは、非常にわかりにくいことでもある。

たとえば、振り返って、自分の後ろ姿を鏡で見ようとすると、その時点ですでに、背骨は歪んで見える。骨盤はなおさら確認が難しい。

自分の体が歪んでいるのがいちばん客観的にわかるのは、やはり、第三者に見られているときであろう。

記念撮影などで、カメラマンに「首をもう少しこちらに向けていただけますか」などと言われる。そう言われた当人にしてみれば、「こんなに首を傾けるの？」という感覚が強いのだが、写真ができあがってくると、ちゃんとまっすぐ写っている。

治療院の臨床現場でも、不調の程度が大きい人ほど、本人はまっすぐに寝ているつもりでも、「くの字」になってしまっている。それで、「腰がくの字になっているので、直しましょう」と伝えると、「これでは、逆に、曲がってしまっています」と言われてしまうのだ。

こうしたことからもわかるように、体が歪んでいたり、曲がっていたりすることというのは、なかなか自己認識できない。認識するのが、非常に難しいことである。

先ほども例に出した「歯並び」の問題であれば、自分自身でもはっきりと認識できるために、正しく直したい、あるいは直そうと考えることもできる。

ところが、それが背骨や骨盤である場合は、自分自身がほとんど認識できていないわけだから、直すも直さないもない。

その結果、多くの人が、自分の体が歪んでいることに気づかずに、体を大きく傾けたまま、平気で歩いているのだ。

「歪み」とは左右差のことである

履いている靴を裏返しにしてみると、一方のある部分だけが、極端に減っていることがある。まさか靴を左右別々に買う人はいないだろうから、それは購入後の歩行における、左右の足の動きのアンバランスを示している。

私たちの身の回りにあるものは、大多数の右利きの人が使用するのを念頭において、つくられている。だから、右利きの人は、ドアを開け閉めするのも、エレベーターのボタンを押すのも、特に不都合を感じることはない。

しかし、左利きの人にとっては、すべてが逆にあるわけだから、つねにちょっとした不都合を感じることになる。そして、やむをえず、利き手ではない右手も使うようになる。結果的に、それがメリットになって、体に極端な左右差が生じずにすむ。生まれつきの利き手である左手と社会的に使わざるをえない右手の均衡が保たれるのだ。

一方、右利きの人は、日常生活で何も苦労することがない代わりに、普通に暮らしているだけで、左右差はいっそう広がっていくことになる。

左右差がもっとも顕著に表れるのが、仙腸関節である。

仮に、骨盤を両開きの扉であると考えてみよう。

それぞれの扉自体はまったく同じもので、それが左右対称に四隅を蝶番《ちょうつがい》でとめられている。この蝶番が骨盤でいえば仙腸関節にあたる。その一方の扉の蝶番が古くなってしまったり、錆《さ》びてしまったり、何かの衝撃でへこんでしまったりすると、扉はスムーズに開け閉めできなくなってしまう。

また、F1カーを例にとれば、レースでは、必ずタイヤ交換がおこなわれる。円を描いて丸く走るために、内側のタイヤはつぶれながら小さく回り、外側のタイヤは大きく回る。内側のタイヤにより大きな負担がかかり続けることになる。そのため、一定時間走ると、内側のタイヤが極端に減っていく。そのまま走り続けたら、内側のタイヤはパンクしてしまう。だから、タイヤ交換をおこなって、左右を均等な状態にリセットする必要が出てくる。

骨盤にも同じことがいえる。日常的、無意識的におこなっている偏った体の使い方によっても、事故やケガなどによって左右のどちらかに不都合が生じても、仙腸関節の可動性に左右差が生じる。

左右の可動性に差が生じたまま放置すると、たとえば自分ではまっすぐ歩いているつもりでも、気がつかないうちに曲がっていってしまう。これが、歪みの原理である。

つまり、「骨盤が歪んでいますね」とか、「背骨が歪んでいますね」と言われた人のほとんどは、骨や骨盤、関節自体が歪んでいるわけではなく、単に仙腸関節の可動性に左右差が生じているだけなのだ。

自分の仙腸関節の左右差を知る簡単なチェック方法として、「足バイバイ運動」（68ページ）を紹介しておこう。

仙腸関節はサスペンション

歩いたり、走ったり、跳んだりすることで体にかかる力は、体重×動きによって生じる加速度分になる。

そうすると、たとえば、ポンと軽くジャンプしただけでも、その際に発生する衝撃は数百キログラムにも達し、人間はその力をたった二本の足だけで支えているということにもなるということだ。

この衝撃を受け止め、和らげているのが骨盤である。仙腸関節は、車でいえば、ちょうどサスペンションにあたる。

〈足バイバイ運動〉

足バイバイ運動

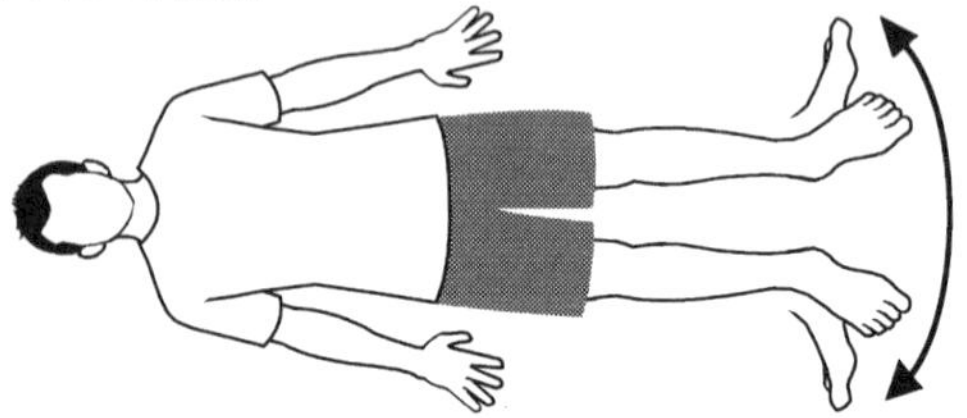

まず、仰向けに寝て、足を骨盤の幅に開く。次に、体の力を抜いた状態で、かかとを支点にして、足でバイバイするように足先を振る。10回ほど足バイバイをしたら、静かに足を止め、首を起こして足先の状態を確認する。

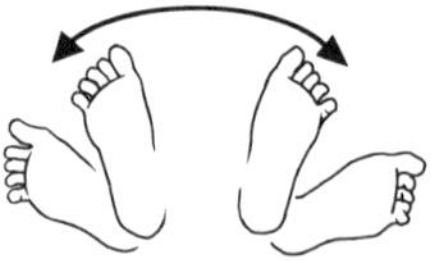

ニュートラル体操

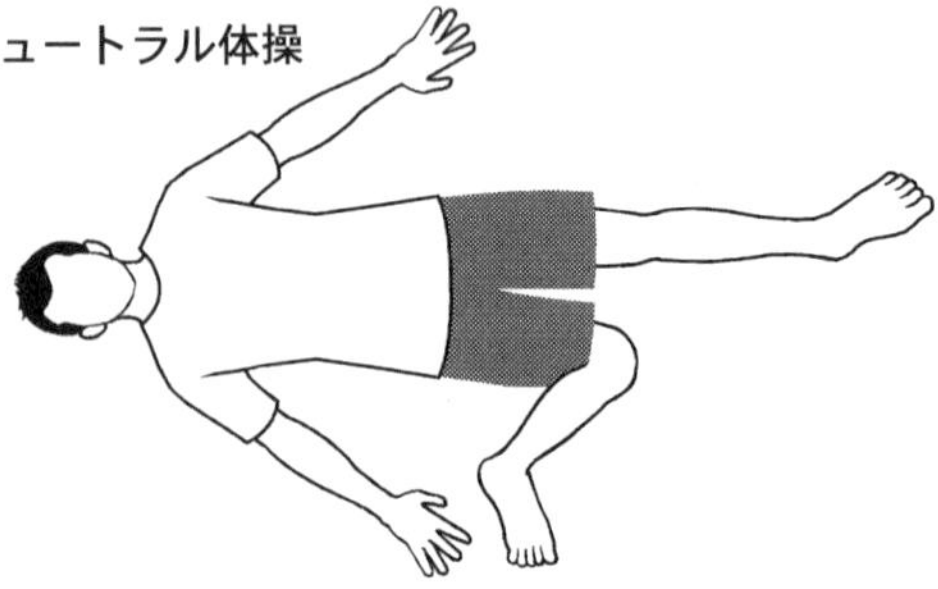

左ページで①の状態になったときにおこなう。仰向けに寝たまま、より大きく開いている側の足を膝から折る。足首、膝が床から浮かないようにして、1分ほどこの体勢をキープする。

〈足バイバイ運動の後の足の開きチェック〉

運動後の足先の開き具合で、仙腸関節の傾向を知ることができる。90度を大きく超えているようなら「開き傾向」、90度より狭いなら「閉まり傾向」、90度前後なら「ニュートラル」であると判別できる。また、足先の開き方に左右で差が出ることから「偏り傾向」も一目でわかる。

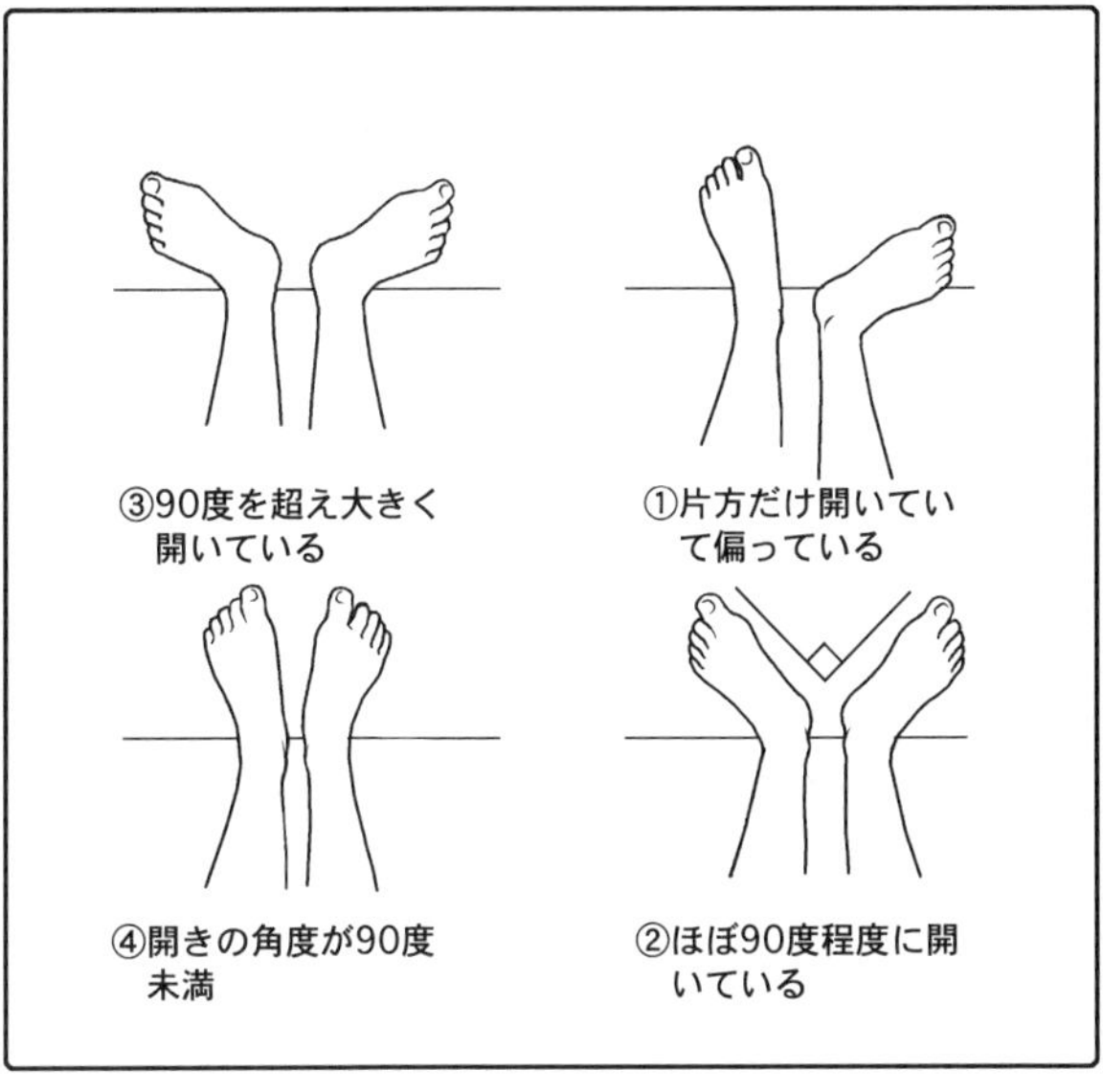

③90度を超え大きく開いている
①片方だけ開いていて偏っている
④開きの角度が90度未満
②ほぼ90度程度に開いている

左右の仙腸関節の可動性に差が生じると、①のような結果になる。この状態になったら、右ページのニュートラル体操で骨盤をリセットしたい。③のように足先がかなり開いている場合、骨盤を内側に閉めるインナーマッスルの力が弱まっていると考えられる。逆に④ではインナーマッスルが強く働きすぎ、体をゆるめることができないと考えられる。この状態の体は緊張が取れず、不眠などに悩まされることが多い。②は理想的な骨盤の状態だといえる。

車に乗って走っていると、線路を越える際にはガタガタと振動が発生する。しかし、ゆっくりと走っているときは、それほど激しい振動が発生することはない。走ることで車の重量に加速度がつき、支えるべき力が増大したときに、わずかな段差を踏んだだけでもガターンと強烈な衝撃が走ることになる。

古い車に乗って、首が痛くなったり、気分が悪くなったりするのは、サスペンションが磨耗してしまっていて、走行によって生じる振動や衝撃を吸収できず、それが乗っている人の体に直接伝わるからである。

ところで、三〜五歳の子どもは、子犬のように走り回って、転んだり、どこかから落ちたりしても、それほど深刻なダメージを負うことはない。それは、サスペンションにあたる仙腸関節が新品の状態で、なおかつ支えなければならない体重そのものも軽いことによる。

大人の骨盤と違って、子どもの骨盤は、仙腸関節が固まっておらず、非常にしなやかな状態を保っている。骨盤のしなやかさは体全体のしなやかさに直結するから、成人の体操選手がするような特別なトレーニングなどをしなくても、子どもの体は可動性の高いしなやかさを本来的に持っているのだ。

「歪み」は上にいくほど大きくなる

可動域が小さくなってしまっている側の関節は、そこで癒着《ゆちゃく》を起こしやすくなり、ますます可動性が失われていく。「錆びつく」という表現がぴったり当てはまる状態だ。錆びついている側の仙腸関節は衝撃を十分に吸収できなくなり、歩いても、走っても、体全体がギッタンバッタンと必要以上に揺れることになる。

それによって、水平に保たれるべき仙骨の面も同じように揺らされ、傾いてしまう。仙骨は、その上に五個の腰椎《ようつい》、一二個の胸椎《きょうつい》、七個の頸椎《けいつい》からなる背骨を載せ、さらに背骨の先端に頭蓋骨が載っている。仙骨が不自然に揺れ、傾けば、その上に載っている背骨も偏った方向への力を受けてしまう。それが、首、肩のこりや頭痛の原因となるのは言うまでもない。

頭部というのは人体のなかでも抜きんでて重いもので、それを支えている背骨とひとくくりに考えれば、マイクスタンドのようなものである。まっすぐ立っているぶんにはなんの支えも必要としないが、少しでも傾こうものなら、一気にバランスを失い、倒れかねない。

傾きというのは、上にいけばいくほど大きくなるから、骨盤のレベルでは一ミリメートルにも満たない歪みであったとしても、それが頭に達するときには数ミリメートル、あるいは数センチメートルにもなることさえある。

仙骨、背骨が傾いた状態のまま重い頭部をまっすぐ支えようとすると、全身の筋肉は、左右均等ではない、偏った力の入り方をせざるをえない。

それが慢性的に続くと、フラットな場所に自分でまっすぐ寝ているつもりでも体が「くの字」に曲がってしまうほどの左右差が生じてしまうのだ。

「へそまがり」は骨盤まがり

鏡の前に立ち、腰のいちばんくびれている部分に両手をあて、そこから一〇センチメートルほど両手を下げていくと、骨を感じる部分に当たると思う。鏡に映る自分の姿を見て、手の高さが左右違っていたり、どちらか一方が前にせり出したりしているのは、骨盤に左右差が生じている証である。

それ以外にも、骨盤に左右差が生じているのを確認する方法がある。それは、へその位置を見ることである。

かかとをそろえて鏡の正面に立ち、鼻とへその位置を見比べる。鼻が正面にきているのに、へその位置が左右にずれていて、真ん中にない場合は、仙腸関節の可動性に左右差があり、結果として骨盤に歪みが生じていると考えられる。

私は、これが「へそまがり」の語源であるのではないかと考えている。

聞き分けが悪かったり、頑固だったりする子どもは、得てして寝つきが悪く、癇《かん》が強い。そうした子どものへその位置を見てみると、体の中央からずれていることが多いのだ。

へその位置がずれているということは、骨盤のフレームが歪んでいるということだから、尿も便も出にくくなって、腹部にたまりやすくなる。その不快感が「ぐずり」の原因になり、ある種の気難しさとして映るのではないか。

つまり、骨盤の仙腸関節の左右差というのは、大人に限らず、子どもにも生じるものなのである。ただ、大人と違って子どもの骨盤はしなやかであるがゆえに、転んだりするだけで簡単にずれてしまうが、元に戻すのも容易なのだ。

子どものへそを観察して、骨盤に左右差が生じている兆候が見つかったら、へそと仙骨を両手ではさんであげてほしい。手のひらで仙骨とお腹《なか》を温めてやるようなつもりでそのまましばらくはさんでいるだけで、左右差が解消され、仙骨はフラットな位置に戻る。スーッと息が深くなったら、コトンと寝てしまうだろう。翌朝は、それまで骨盤のフレームが歪んでたまってしまっていた便や尿が、驚くほど大量に排出されるはずだ。

子どもの寝つきの悪さを大人にあてはめると、それはすなわち、不眠症である。

それを解消するには、やはり骨盤の左右差をなくさなければならないが、大人の場合は骨盤自体が大きく、仙腸関節も固まってしまっていることが多いために、仙骨とへそをはさんだ程度のことでは、仙腸関節は容易に戻らない。とはいえ、すぐできる簡単な方法もある。それが、すでに紹介した「開き座り寝」と「正座で寝」(25ページ)である。朝晩、それぞれの座り寝の姿勢を一分ずつおこない、少々の負荷をかけてやるだけで、骨盤のフレームがリセットされていく。また、「ニュートラル体操」(68ページ)も、左右差を是正し骨盤をニュートラルにしてくれる。ぜひ、お試しいただきたい。

骨盤の左右差が解消されれば、子どもの場合と同じく、深く眠れるようになり、翌朝気持ちよく目覚めることができて、尿や便も爽快に排出されることは間違いない。

足の裏と指の重要性

人間の全体重は、たった二本の脚の、その足の裏によってのみ、支えられている。

そして、足の裏でバランスよく体重を支えるためには、足の指まできちんと機能している必要がある。

足の指がきちんと機能しているかどうかは「足指ニギニギ体操」（77ページ）で簡単にチェックできる。

いかがだろうか。両足とも、両手と同じ速度で、閉じたり開いたりできるだろうか。

これほど簡単な動作なのに、思うように握ったり開いたりできないとショックを受けている人もいると思うが、まず自分の体の状態がわかっただけでも、やる前の自分とは違っているのである。

できないというのは、使っていなかったから退化しているだけで、一日の終わりに湯船につかりながら一〇回ニギニギするだけでも、二週間もすれば最初とは段違いにスムーズに動くようになる。その意味で、体は素直なのである。

私自身は、普段ゲタを履くことで、「足指ニギニギ体操」の代わりとしている。ゲタは、足の指をちゃんと使わないと脱げてしまうし、足の指を使って踏みこまないと歩けない。ゲタを履いているのに慣れると、今度は靴を履いていても、自然に足の指をきちんと曲げて踏みこんで歩行できるようになる。つまり、ゲタは、履いているだけで足の裏と指が鍛えられる優れものなのである。

逆に、硬いパンプスやヒールの高い靴などは、足の裏や指にとって、あまりよいものとはいえない。靴底自体が床の上ですべり、さらにストッキングをはいていれば靴の上でも滑り、傾斜があるために前がつまってしまって、足の指を曲げることもできない。そうして、下に曲げられない足の指が外に逃げようとすると、外反拇趾《がいはんぼし》の原因にもなってしまう。

また、それによって、体重が足の外側だけにかかるから、仙腸関節に左右差が生じ、

〈足指ニギニギ体操〉

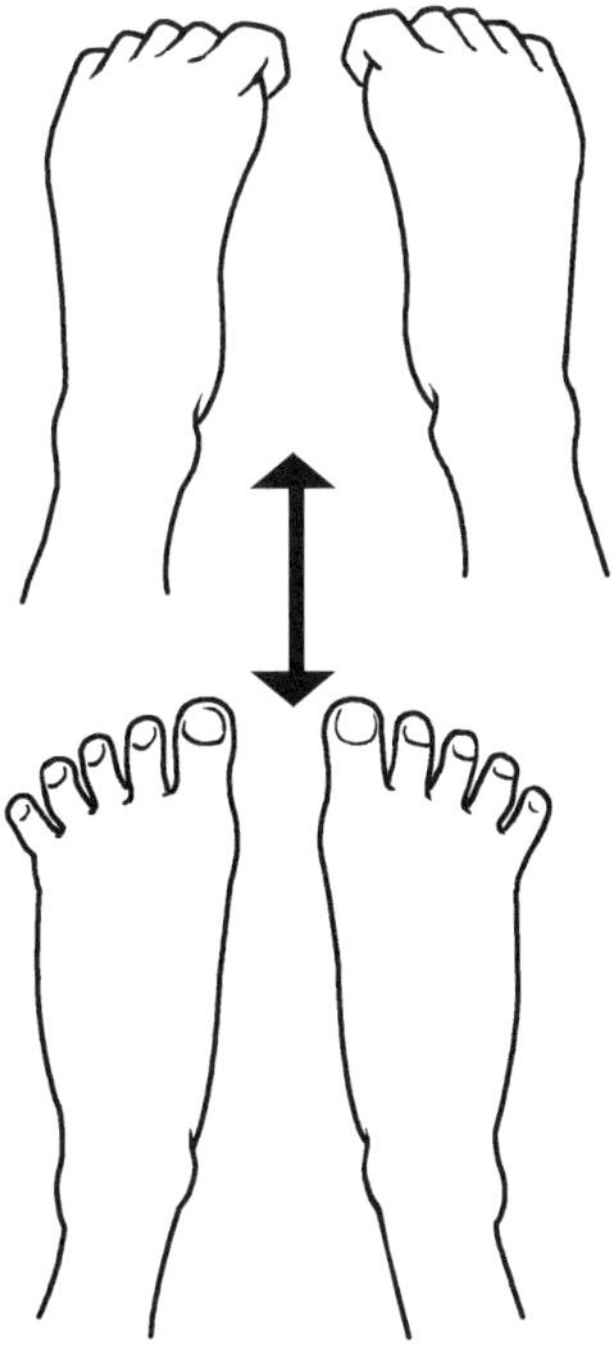

1.床に足を伸ばして座り、足を骨盤の幅に開く。
2.自分なりに足の指を閉じたり開いたりしてみる。開いたときの足の指は、すべて離れているのが望ましい。
3.次に、両手といっしょに閉じたり開いたりする。できるだけ手の速度に近づけるようにする。

骨盤が下垂する。そうすると、その上の腰椎、背骨、首の関節に不自然な力が加わるために、首、肩のこりや頭痛などの不調も起こりやすくなる。

とはいえ、皆さんにゲタを履いていただくわけにもいかないだろうから、特に女性の方は、ストッキングをはく際に、せめて滑り止めシートを靴底に敷くなどして、つま先にかかる負担を軽減していただきたい。

そうすれば、足の裏の面積は、本来はその人の体重を支えるのに十分な面積があるはずなので、いくらかは不調も防げるだろう。

「歪み」は固定されていない

日常生活においてちょっとした心配りをするだけでも、骨盤に歪みが生じるリスクはかなり軽減できる。

もともと左右差がない状態が本来の姿であるので、体はおのずと正常な機能を取り戻そうとするのである。

痛みを感じるところをかばって不自然な動きをしたり、生活習慣のなかで利き手ばかりを使ったり、左右差が極端に生じるような暮らし方をしているために、左右差が是正されず、結果として、歪みが大きくなってしまっているだけなのだ。

自分の骨盤や背骨がもともと歪んだ形で、それが修復できないものだとすれば、歪みによって膝や腰が痛くなってきたとしても手の打ちようがない。

しかし、実際には、それは仙腸関節の左右差から生じているもので、十分に自己修復できるものなのである。

私事で恐縮ではあるが、二年前にゴルフを始めたときに、左利きだったこともあって、右利き、左利きの両方のクラブを用意した。

最初のうちは、力を入れやすい左利き用のクラブを使っていたのだが、そうすると必ず背中が痛くなる。やむをえず、右利き用のクラブを使って右利きのスイングをすると、今度は痛みが消えたのだ。以来、ゴルフは右利き用のクラブを使い、練習の最後には左右両方向へのスイングをして、体をリセットするようにしている。そのおかげか、体も壊さず順調にスコアも上がってきている。

私の周りでも、熱心にゴルフに取り組んだ結果、体を壊してしまった人は少なくない。

私は、体を痛めたときに、仕事柄、なぜ痛くなるのか、なぜ壊してしまうのかを検証する癖がついている。その結論として、自分の体に無駄な左右差を発生させないでいる＝ニュートラルな骨盤をキープしていくことが、大量の練習よりも結果的に上回る成果を得られるということを、ゴルフを始めてあらためて認識することになった。

体を壊さなければ、長く続けられる。長期間続けられることによって、さまざまなことを学び、体が覚え、上達し、結果も出て、ますます楽しくなる。ところが猛練習をして体を壊してしまったら、どれほど高いレベルに到達していても、もうできないのだ。日本人男性は、基本的に勤勉だ。その結果として体を壊してしまうのは切ないではないか。

頭で考えすぎてがちがちにトレーニングメニューを立てたり猛練習をする前に、体の声に耳をすませて体を使うことが、左右差をなくし、歪みによる不調を減らすヒントになるということを、覚えておいて損はない。

第四章

女性が先に「骨盤」に気がついたわけ
——女性の身体構造

いやおうなく月に一度体に向き合わざるをえない女性

私の骨盤開閉論は、まず女性に広く受け入れられた。直感的に「これだ！」と飛びついてくれた方が多かった。

一般的に、男性は理性や思考に従って行動し、女性は感覚や直感に従って行動するといわれることが多い。

それはなぜなのだろう。

女性は、初潮を迎え、いったん生理が始まると、月に一度、一週間なら一週間、必ずそれを抱えて過ごさざるをえない。

何かの発表会があろうが、ドレスアップしてパーティーに出席しなくてはいけなかろうが、それはそういったことなどお構いなしにやってくる。

さらにいえば、女性は、毎月の生理や排卵以外にも、一生のうちに、妊娠、出産などを経験する機会を持っている。

だから、女性は、体の都合に支配されている自分、体の支配下にある自分というものを身に染みて理解しているのだ。

こういうと、女性は男性に比べてよほど不自由だと思われるかもしれないが、必ずしもそうとは限らない。

なぜなら、このことによって、女性は「肉体があって、はじめて精神や意識が持てる」という当然のことをきちんと認識したうえで行動できるからである。

一方の男性はといえば、それとは対照的に、精神や意識こそが肉体を支配していると思いこんでいるフシさえある。

それは、生理や排卵のメカニズムによって毎月自分の体と向き合わざるをえない女性たちと違って、男性は体が発するメッセージに耳を傾ける機会が少ないからだということがいえるかもしれない。

日々小さな不調を訴えるのは女性に多く、突然大病を発するのは男性が多いことも、肉体的あるいは精神的な耐久力の差異などによるものではなく、体の状態に対するセンサーの感度の違いによるものだと考えるべきだろう。

いずれにしても、女性は、男性からはおよびもつかないほど、自らの体の状態に敏感なのである。

意識しようがしまいが、骨盤は動く

さらに、女性のなかには、毎月毎月生理や排卵を迎えるだけでなく、その前後の時期に、太ももから腰まわりでつかえてしまい、ジーンズやスカートが入らなくなるということを経験している人が少なくない。

月に一度、このような不思議が自分の体に起こる女性たちは、自分たちの骨盤の状態が一定に保たれているわけではなくて、つねに変動しているのではないかと、漠然と感じていたはずだ。だからこそ、その不思議を腑に落ちるように言葉で説明してくれるものとして、骨盤開閉論が受け入れられたのだろう。

実際に、生理や排卵などの女性の体のメカニズムと骨盤の状態には、密接な関係がある。

二週間ずつ繰り返される中期的な開閉周期で考えると、排卵から生理までの二週間は骨盤が開いていく時期＝低潮期にあたり、生理から排卵までの二週間は骨盤が閉まっていく時期＝高潮期にあたっているのだ。

中期的な周期のなかで最大に開いているとき、または閉じているときに、一日二十四時間の短期的な周期のなかの最大に開いているとき、または閉じているときが重なれば、潮の満ち干きでいうところの「大潮」ではないが、これが同一人物のものかと思われるくらいの差が生じ、同じサイズの洋服が着られたり、着られなくなったりすることも当然だ。

骨盤が何らかの周期的な動きをしているのではないか、という思いは、治療院での臨床例を重ねるなかで、私の中にずっと積み重なってきた直感だった。それを生理と排卵にともなった二週間ごとの開閉周期であると確信させたのは、二年間ほど専属契約を結んで、多くのプロダンサーの体を観た経験である。

各自のサイズを厳密に採寸し、ワイヤーで固定された装飾やしかけの多い衣装を身につけ踊るダンサーたちから、月に一度、衣装が入らなくなる時期があるという相談を多く受けた。また、逆に、月に一度衣装が体に合わなくなり、ワイヤーと体に空きが生まれ、そこが摩擦されて擦り傷や切り傷ができてしまう、という悩みも多かったのである。

雇用主からは体調管理に問題があると言われるが、彼らはプロである。踊れなければ契約を全うできないため、完璧に体調管理し、もちろん体重の増減もないのだ。それなのに、衣装が入らない、合わない。ヒアリングを重ねると、衣装が入らないのは生理直前であることが多く、衣装と皮膚の間に隙間《すきま》ができてしまうのは排卵の時期であることが多いことがわかったのだ。そうして私は、骨盤開閉論の基礎理論を組み立てていくことになった。

もっとも、いうまでもなく、生理や排卵がある女性の骨盤だけが開閉しているわけではない。男性も、子どもも、老人も、それに気づいていようがいまいが、骨盤は確実に開閉運動を繰り返しているのである。

毎月起こる不調をなんとかしたい女性たち

私の治療院を訪れる女性たちの多くが、生理不順や生理痛などの婦人科系の不調に悩まされている。これらの不調は子宮内膜症や子宮筋腫にもつながりかねない。なんとかしたいと考える彼女たちの思いは切実である。

女性の体では、毎月、卵巣から一つの卵子が飛び出し、子宮に向かう。子宮では、子宮内膜をふかふかの絨毯《じゅうたん》のように柔らかくして妊娠の準備を整える。これが排卵である。一定期間のうちに受精できなかった卵子は、いらなくなった子宮内膜とともに体外へ排出される。これが生理である。好むと好まざるとにかかわらず、女性の体は子どもを産むためのメカニズムに動かされているのだ。

ところが、社会の変化とともに、初産の年齢が上がり、子どもを産まずに長期間にわたって排卵と生理を続ける人が多くなった。

生理不順になると、妊娠出産のためにためられた栄養分やエネルギーをきっちり排出することができず、その結果、女性の体内には余剰なエネルギーがたまることになる。

こうなってしまった体では、余剰エネルギーを抱え込んだドロドロの血液を強引に排出しようとするために激しい生理痛を伴うことになる。また、子宮内膜症や子宮筋腫は、いわば余剰なエネルギーを体外に排出できないことで生じる、子宮にできたニキビのようなものなのだ。

余剰なエネルギーが原因であるということは、当然、摂取するエネルギーの問題でもある。欧米化が進んだ高カロリー、高脂肪の食生活がそれを助長しているのは間違いのないところだろう。

なかでも働く女性たちは、ストレスに満ちた現代社会でも、特に厳しいストレスに強くさらされている人々だといえる。ストレスは自律神経の不調につながり、いつまでも緊張している体では、インナーマッスルが衰えていく。そうして骨盤が開閉不全を起こし、代謝機能が衰え、体はますますエネルギーをためこんでいく。

つまり、婦人科系の不調をできるだけ減らし、子宮内膜症や子宮筋腫を予防するには、甘いものが好きな人ならそれを控えるなどして食生活全体を見直し、骨盤の開閉運動をスムーズにすることで代謝機能をアップして、自分の体を正常にメンテナンスできる状態を保ち続ける必要がある。

そして、これはなにも、女性の婦人科系の不調に限ったことではない。

男性の体にも、「メタボリック症候群」やＥＤだけでなく、重大な疾病につながる前触れとしてのさまざま不調が表れているはずなのだ。

しかし、男性の場合は、苦痛を伴う症状として毎月のように定期的に表れることがないため、それに気がつかないのである。

そうした意味では、男性のほうが、取り返しのつかない状況に陥る危険性は高いとさえいえるかもしれない。

だから、食生活を管理し、スムーズに開閉する骨盤を保つことは、男女ともに、健康を維持するうえで欠かせないことなのである。

一人産むごとに五キロ増の憂鬱

一年ほど前に『骨盤教室』を出版して以来、さまざまなテレビ番組に出演させていただいている。その大半は主婦向けなのだが、番組に骨盤体操を体験するモデルとして参加された主婦の皆さんから、興味深い話を聞いた。

出演した番組のいくつかで彼女たちの体についての相談を受けたところ、多くの方が、出産後、肥満に悩まされているという。それも、子どもが一人いると五キロ、二人いると一〇キロ、そして、三人いると一五キロと、子どもを一人産むごとに、もののみごとに五キロずつ体重が増えていっているのだ。一人や二人の話ではない。出産後太ったと訴える方は、ほぼ皆、一人あたり五キロ増だったのである。

妊娠することで体重が増えるのは、ある意味、自然なことといえる。

しかし、増加した体重のもとであった赤ん坊や羊水などを出産によって体外に出したあとも体重が増えたまま元に戻らないというのは、妊娠、出産用に変化した体が、出産を経たあとも、それ以前の体に戻っていないということだ。

具体的にいえば、妊娠、出産をするために、最大限まで開いた骨盤が、出産を終えたにもかかわらず、きちんと閉まらなくなっているということなのだ。

骨盤が「開き傾向」になれば、下腹部の水分はうまく排出されない。それが腹部内臓器全般の代謝機能を衰えさせ、開いた骨盤のなかで容積を増やした下腹内臓器に水分、余剰栄養分が滞留していく。肥満になっていくのは、ある意味、当然だ。

こうした悩みやその原因は、私にも十分予測できる範囲のもので、別段驚くようなことではなかった。しかし、出産後の女性の体のメンテナンスについて考えることは、私に一種特別な感慨をもたらした。

なぜならば、私の考案した「骨盤体操」のルーツになっているのが、まさに、出産後の女性の体のメンテナンスそのものであったからである。

産褥体操の復活〜骨盤体操の誕生

日本では、「整体」という言葉が生まれる以前から、それと同様の効果をもつある種の体操が、体の健康を維持していくための方法として広く語り継がれてきた。

そのなかの一つに、「産褥《さんじょく》体操」というものがあった。

戦前、女性、特に農村で生きている女性は、自身が貴重な労働力であることを求められるのと同時に、新たな労働力になる子どもをより多く産むことを半ば義務づけられていた。

つまり、妊娠と出産を繰り返しながらも、出産後は速やかに労働に戻ることが期待されていたわけである。

そのためには、いわゆる、産後の肥立《ひだ》ちが、よくならなければいけない。

そこで、出産後の体のメンテナンスの方法が、おばあちゃんから嫁へ、嫁からまた子どもへと、女性たちの間で口伝えされることになった。それが、「産褥体操」である。

それは、まさに開ききった骨盤をできる限り早く元の状態に戻すための体操であった。

ところが、それまで脈々と受け継がれてきたそれらの知識は、第二次世界大戦での敗戦を機に、いったん途絶えてしまう。

私は、日々、整体治療をおこなうなかで、多く人の体に触れるきっかけを得て、骨盤の周期的な開閉運動のメカニズムを知り、骨盤の開閉運動が健康を維持するうえで重要な役割を果たしているのに気がついた。

戦後途絶えてしまった知恵の中に「産褥体操」があることを知っていた私は、これをアレンジすることで、男女問わず骨盤の開閉をコントロールできる体操ができるのではないかと閃《ひらめ》き、自分の体で試行錯誤を重ねながら、今お伝えしている「骨盤体操」としてまとめあげた。

「骨盤体操」は、先人の偉大なる知恵を現代に甦《よみがえ》らせることでもあったのである。

何度もいうが、健康を維持するうえで骨盤が果たしている役割は、男女とも変わりがない。ただ昔も、今も、子どもを産むための体の仕組みが、女性にそれを早く気づかせるというだけなのだ。

第五章　肩甲骨も開閉している
――骨盤と肩甲骨の連動性

肩甲骨は上半身の骨盤

現代社会で暮らすことで足が本来持っている能力を発揮させることがなくなり、骨盤がその機能を衰えさせたように、肩甲骨もまた手や腕の能力を十分に使いきることがなくなって、その機能を衰えさせている。

映画の中で、ブルース・リーが自分の肩甲骨を羽のように持ち上げる、印象的なシーンを覚えている方はいらっしゃるだろうか。ブルース・リーに限らず、人間の肩甲骨は、もともとかなりのところまで、自分の意志によって動かすことができる。しかし、今や、ほとんどの人がその事実を忘れている。

狩猟や採集、農耕が生活手段だった時代に比べて、現代では、手を後ろに回したり、腕を上に上げたりする機会が極端に少ない。その結果、肩甲骨の可動域はうんと狭まり、背中に張りついたようになってしまった。現代病といわれる肩こりや肩背部痛が蔓延《まんえん》する原因は、まさにここにある。

それでは、肩甲骨はいったいどうなっているのだろうか。図3、4（99〜100ページ）を見ていただきたい。
肩甲骨は、鎖骨とセットでアメリカンフットボールのプロテクターのような形を作り、上部の端からは上腕骨がぶら下がっている。が、この三つの骨はつながっていない。このバラバラの三つの骨を一つにまとめているのは、強靭な靭帯である。イメージとしては、三本のワリバシの端が輪ゴムでぐるぐる巻きにされているのを想像していただくと近い。

そして、端から上腕骨をぶら下げた肩甲骨プロテクターは、肋骨《ろっこつ》に上からぱかっとかぶさったようになっている。肋骨とも背骨とも接続されておらず、ただ肩甲骨の面と肋骨面が重なっているだけである。

この形状、何かに似ていないだろうか。そう、骨盤に似ているのだ。

そして、肩甲骨もまた、開閉を繰り返している。その開閉周期は、骨盤とまったく同じである。一日二十四時間の周期では、睡眠時に開き、覚醒時に閉まる。二週間ごとの開閉周期があるのも、骨盤同様である。そして、女性であれば、排卵から生理の時期にかけて開いていき、生理から排卵の時期にかけて閉まっていく。男性であれば、精子を

〈図３　肩甲骨のしくみ①〉

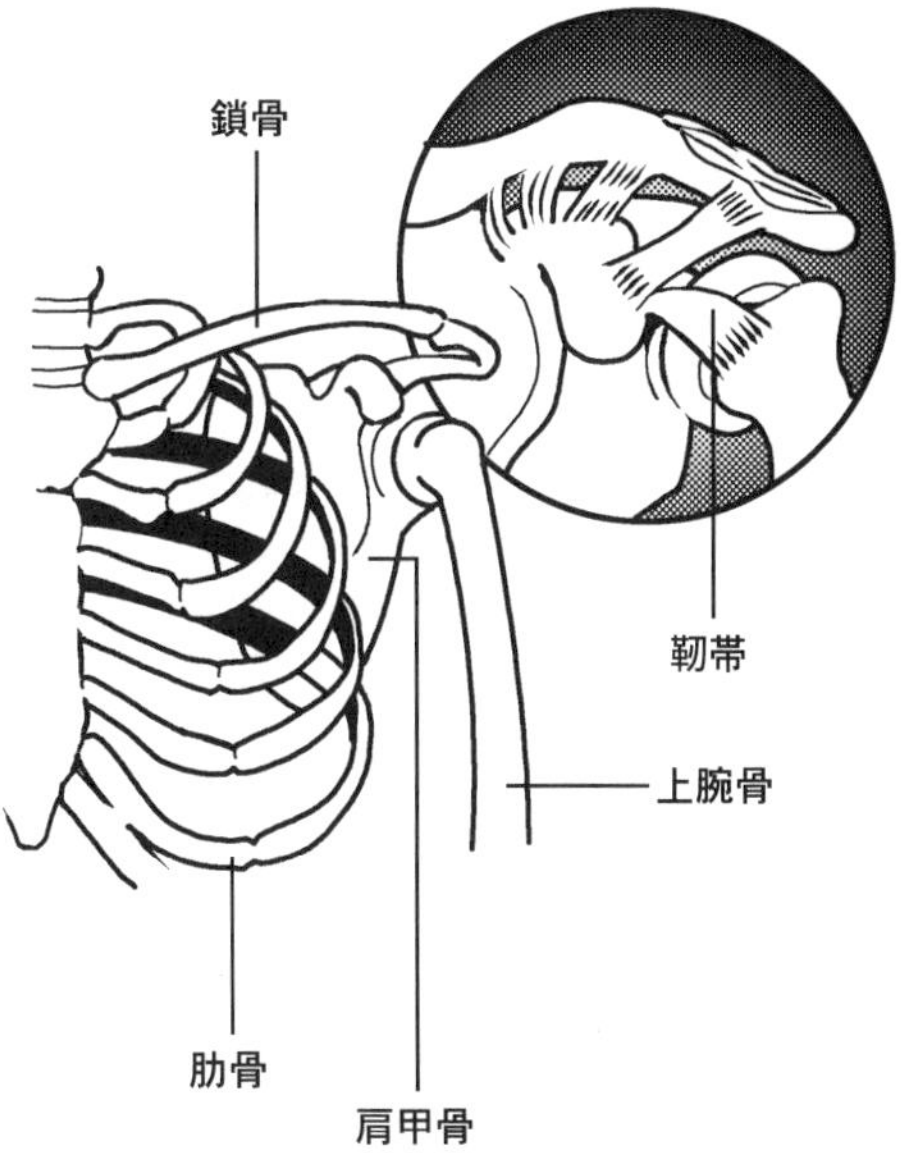

鎖骨、肩甲骨、上腕骨のバラバラな３つの骨は、強力な靭帯でまとめられている。

〈図４　肩甲骨のしくみ②〉

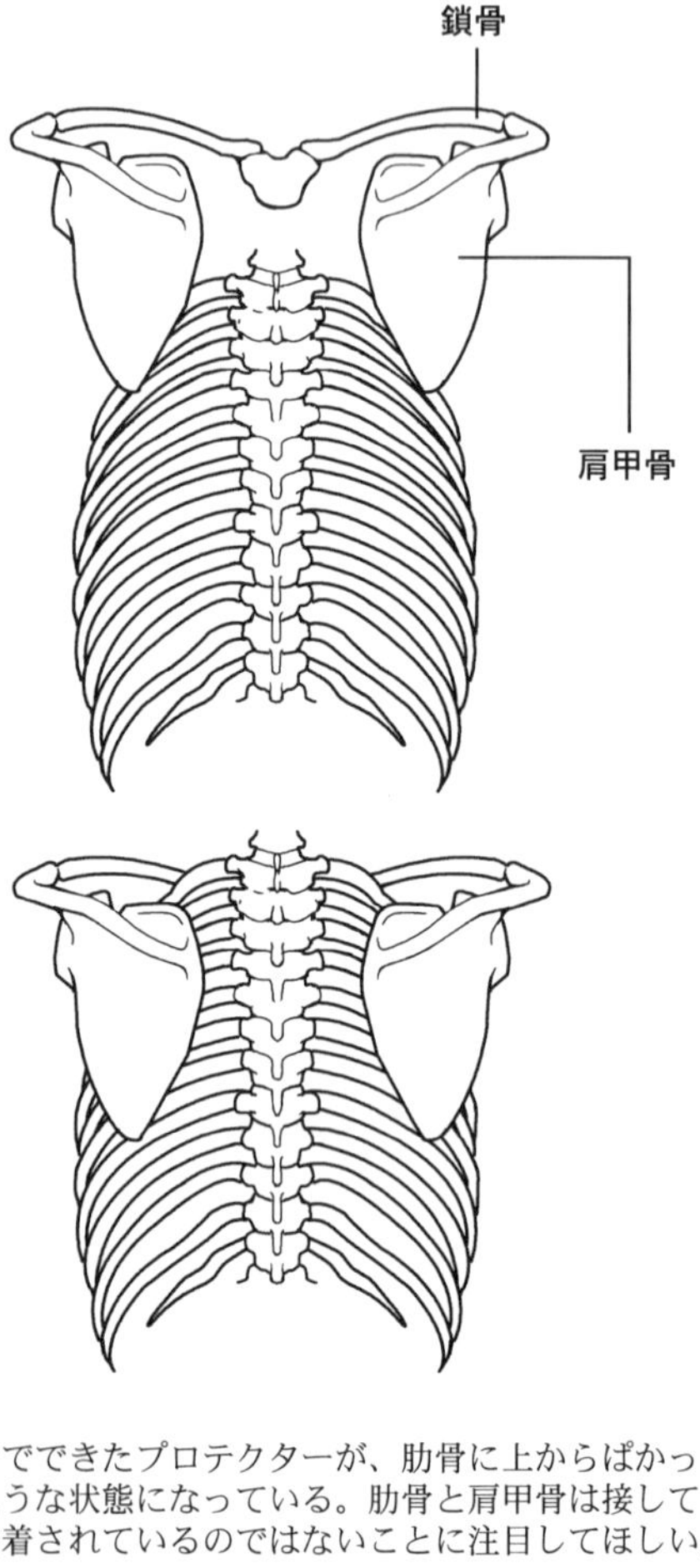

肩甲骨と鎖骨でできたプロテクターが、肋骨に上からぱかっとかぶさったような状態になっている。肋骨と肩甲骨は接しているだけで、接着されているのではないことに注目してほしい。

活発に生産していく時期は閉まり、生産量が少ない時期には開いている。

仕組みが非常に似ているだけでなく、肩甲骨と骨盤にはさまざまな相関関係がある。たとえば、肩甲骨の幅の広さは、骨盤の幅の広さと概《おおむ》ね比例している。また、右の肩甲骨の可動性が悪い場合、右の仙腸関節の可動性も悪いことが多い。それは、仙腸関節の可動性が悪いと、歩く際に発生する衝撃を吸収できず、上半身が揺れることで肩甲骨のバランスを狂わせ、その可動性に悪影響を与えるからだ。

肩甲骨と骨盤がこれほどまでに類似性を持ち、相関関係があることに驚いた方も多いかもしれない。しかし、人間の進化の過程に少し思いをはせてもらえれば、納得していただけるのではないだろうか。

手と足の機能がこれほどまでに異なってしまった今となっては想像もつかないが、直立歩行を始める以前、四本の足で大地に立っていたときには、肩甲骨も骨盤もほとんど同じものであったはずだからだ。

肩甲骨の場合の開き傾向、閉まり傾向、完全フリーズ、それぞれの問題点

形状や仕組みが似ているだけではない。

骨盤と同様に開閉している肩甲骨にも、「開き傾向」と「閉まり傾向」がある。

自分の肩甲骨が「開き傾向」にあるのか、「閉まり傾向」にあるのかは、後ろ手に腕を組んだときの可動性で判断が可能だ。

後ろ手に腕を組み、肘《ひじ》を伸ばして上方に持ち上げようとしたとき、苦しい人は「開き傾向」だ。肘を軽く曲げて上方に持ち上げるのが辛《つら》い人は「閉まり傾向」である。

また、寝転がって「上インベーダー」「下インベーダー」のポーズ（103ページ）をとってみることでもはっきりわかる。

肩甲骨に関しても、やはりどちらかの傾向に極端に偏るのではなく、ニュートラルな状態で、なめらかに開閉していることが望ましい。

偏ることで、上半身の場合はどんな特徴と問題点があるのか、順に述べてみたい。

・「開き傾向」の問題点

〈上インベーダー、下インベーダー〉

上インベーダー

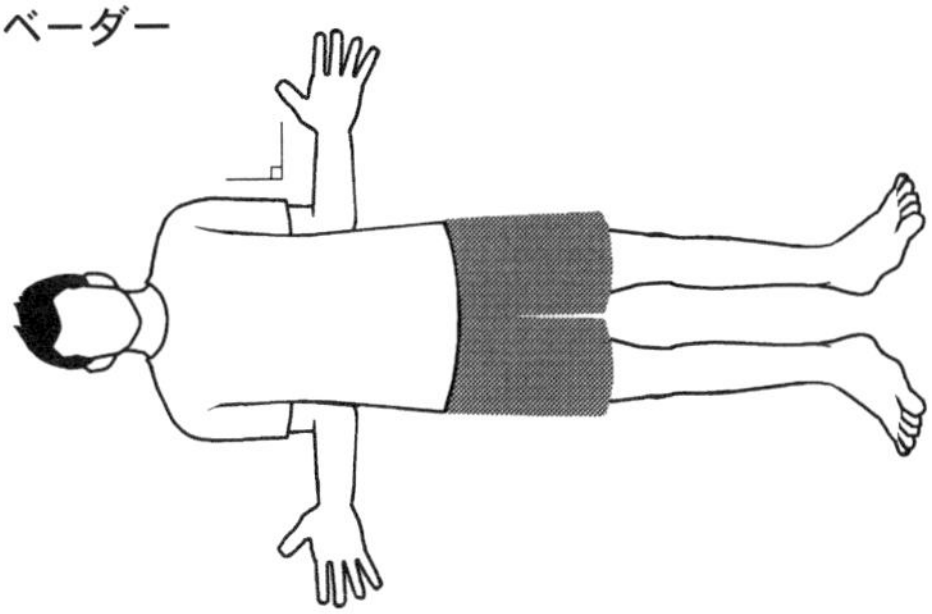

仰向けに寝て、両肘を脇にぴったりつける。肘下は体に垂直にし、肘と手の甲が床から浮かないように１分間体勢をキープする。この体勢が辛い人は、肩甲骨が開き傾向にある。

下インベーダー

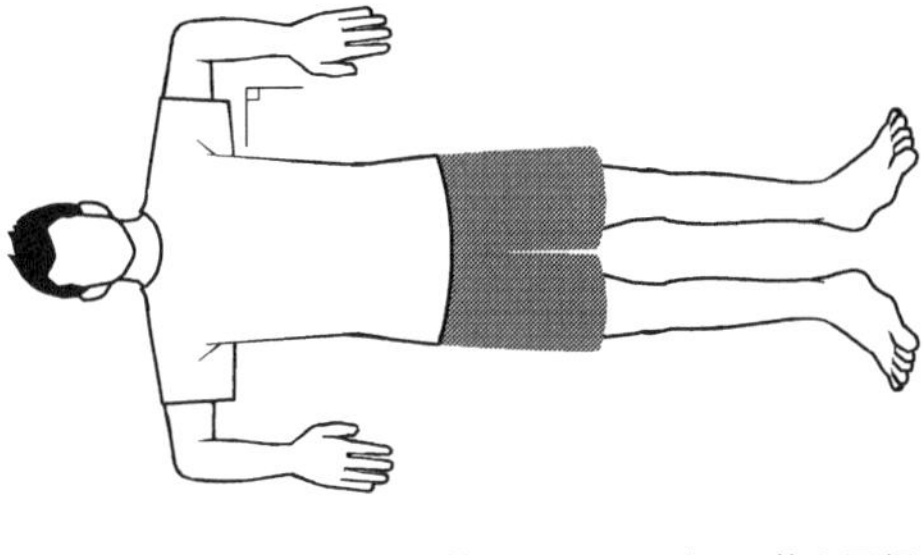

仰向けに寝て、両肘を肩のラインに持ってくる。肘下は体と平行にして、肘と手のひらが床から浮かないように１分間体勢をキープする。この体勢が辛い人は、肩甲骨が閉まり傾向にある。

１日１分、上下インベーダーのポーズを取ることで、肋骨に張りついていた肩甲骨の可動性が復活し、肩周辺のインナーマッスルが鍛えられる。

この傾向の人は、比較的上半身にボリュームがある。男性でも胸にふくらみがあるタイプも多い。乳首が陥没していることもある。背中の中央に強いこり感、痛みを感じることがある。これは、もともと開き傾向の肩甲骨が低潮期にさらに開く方向へと動き、一時的に背中に虚血状態が起こることによる。二の腕、脇の下などにも脂肪、水分がたまりやすい。

・「閉まり傾向」の問題点

「閉まり傾向」の人は、もともと、体液が濃くなりがちである。濃くなったリンパ液が末端の細いリンパ管に十分にいきわたらず、乳首が乾燥してしまう。その結果、炎症を起こしやすくなり、それによって、白血球が増えるなどして血液の構成比のバランスが崩れたり、リンパ液が汚れたりすることもある。

・「完全フリーズ」の問題点

肩甲骨の場合も、骨盤と同様に、開くのも苦手、閉まるのも苦手という、「完全フリーズ」状態になってしまっている場合は、「開き傾向」「閉まり傾向」の両方の問題点を同時に抱えているといえる。この状態が慢性的かつ深刻な不調をもたらしていると考えたほうがよいだろう。

アウターマッスルで開き、インナーマッスルで閉まる

肩甲骨、上腕骨、鎖骨の三種類の骨がいくつもの靭帯につなぎとめられて、立体的な構造をなしていることはすでに述べた。

私たちは前後左右自由に腕を動かすことができる。それを可能にしているのは、ボール状の上腕骨の骨頭が、椀状にくぼんだ肩甲骨の端にはまりこんでいる、球関節と呼ばれる構造になっているからである。先述したように、球関節は強靭な靭帯でつながれており、そして、腕を自由に動かすために、肩の周囲には無数の筋肉が存在している。

肩周辺のアウターマッスルで、よく知られている代表的なものは、僧帽筋《そうぼうきん》、三角筋、上腕三頭筋などであろう。

一方、肩周辺の代表的なインナーマッスルには、棘上筋、棘下筋、小円筋、肩甲下筋の四つの筋肉があり、これら四つのインナーマッスルはまとめてローテーターカフと呼ばれることもある。

ローテーターカフは、僧帽筋をはじめとする表面筋が外側に向かって開いていこうとする動きに拮抗して、骨をつなぎとめ、内側に向かって閉めていく役割を果たしている。

しかし、残念ながら、木の実をもいだり、土を掘ったり、水をくんだり、槍《やり》を投げたりしなくなった人間の肩の筋肉は、アウターマッスルも、インナーマッスルも、ひどく退化してしまっている。

特に肩のインナーマッスルの退化は、四十肩、五十肩にも直結している。ある日突然やってきて、あまりの痛みに肩が上がらなくなる苦しみは、なってみた人でなければわからない。ここでは、四十肩、五十肩防止にも役立つ「肩甲骨パタパタ体操」（107ページ）をご紹介したい。肩背部の血行を促し、インナーマッスルを鍛えられるので、肩甲骨の開閉運動を回復するのにもおおいに役立つ。

下半身よりも上半身に、より強く左右差が起こる

ほとんどの人の体には大なり小なり左右差がある。

そして、特に、下半身よりも上半身にそれが強く表れる傾向がある。

〈肩甲骨パタパタ体操〉

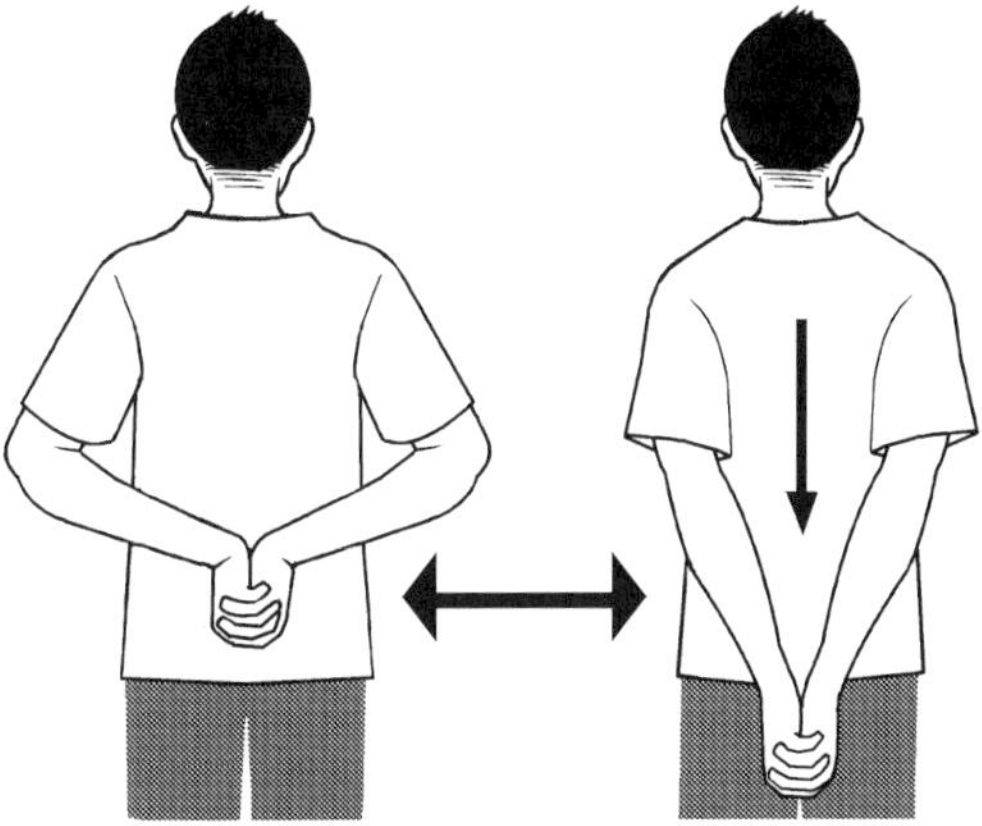

両手を背中に回し、指を組む。そのまま肘を
曲げ伸ばす。10回おこなう。

できるだけ手のひらが離れないようにすると、さらに大きな効果が期待できる。

それは、一つには、足が歩く、走るなど左右両方を均等に使う機会が多いのに比べて、手は利き手側をメインで使う機会がほとんどだからである。

さらに、もう一つの理由は、下半身の骨盤に左右差を起こしたまま歩くことによって、その際に生じる衝撃が上半身を強く揺らすからである。

骨盤に左右差があるということは、イコール左右どちらかの仙腸関節の可動性が悪いということだ。そしてしなやかさを失った仙腸関節は、歩く際に生じる衝撃をうまく受け止めることができない。車でいうところのサスペンションが、その機能を失ってしまったのと同じだ。そうすると、普通に歩くだけでギッタンバッタンと体が揺れ、その衝撃が首の付け根にまで届いて、肩甲骨のバランスにも大きな影響を与える。

免疫力の高い人の背中は美しい

我々にとってもっとも身近な不調である風邪を考えてみたい。

整体の理論では、風邪は、首を曲げたときにいちばん出っ張る場所、第七頸椎と第一胸椎の間にある「大椎《だいつい》」から人間の体内に侵入するとされる。

〈骨盤・肩甲骨は車の四輪〉

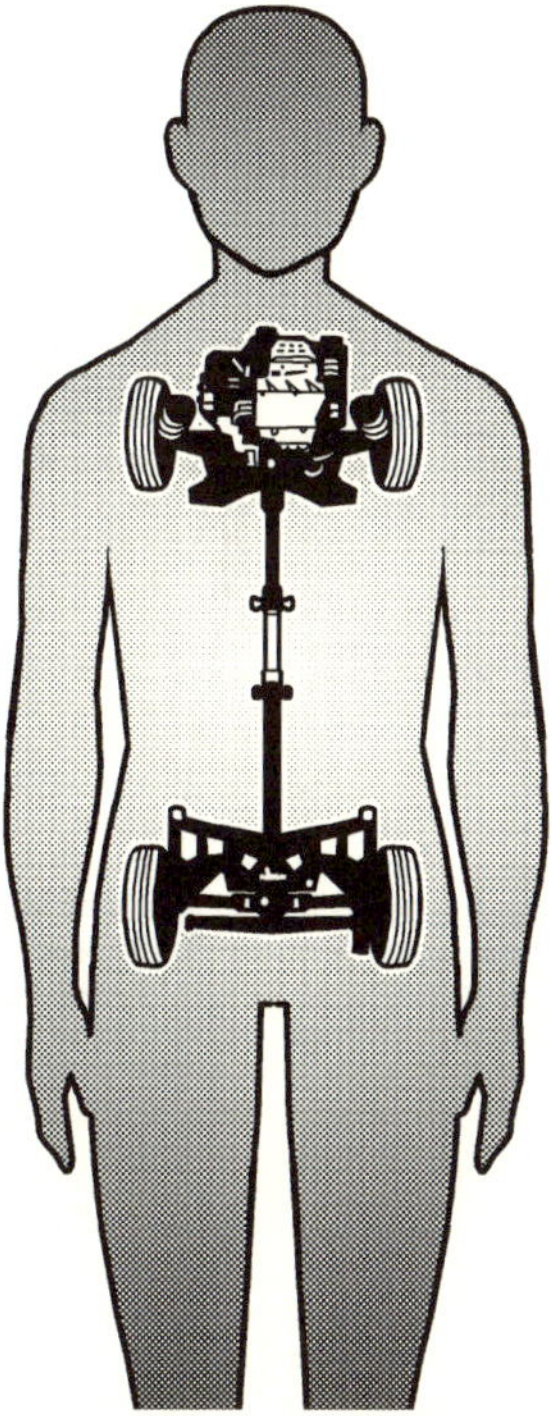

前輪の片側だけ、もしくは後輪の片側だけ空気圧が下がっているだけで、車はまっすぐに走れない。骨盤・肩甲骨は、車の四輪のようなものだと考えれば、左右差があることの不都合が理解しやすい。

〈肩甲骨の可動域を調べる「パートナーチェック」〉

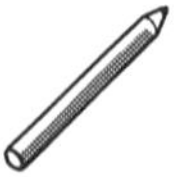

メイク用のアイブローやアイライナーなど、すぐ消せる芯の柔らかいペンを用意する。

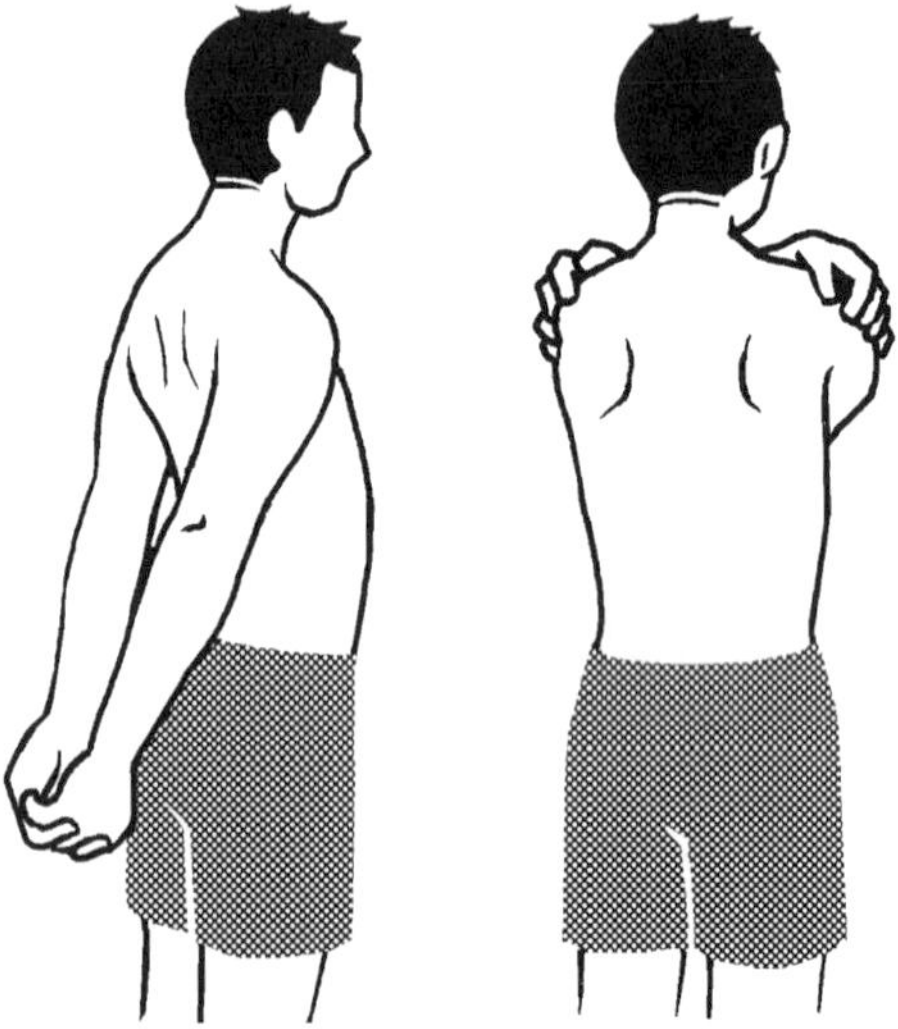

1. チェックをされる人は、上半身裸になったり、水着を着けたりして背骨や肩甲骨が見えるようにする。
2. パートナーに背骨の位置を手で触れて確認してもらい、その上からペンで線を引いてもらう。
3. 両腕で自分の体を抱くような姿勢を取る。その際の左右の肩甲骨の一番内側にそって、パートナーにペンで線を引いてもらう。
4. 今度は、後ろ手に手を組んで、肘を伸ばす。３と同様に、その際の左右の肩甲骨の一番内側のところにそって、パートナーにペンで線を引いてもらう。
5. 背中に、合計５本の線が引かれることになる。

左右均等に可動している肩甲骨

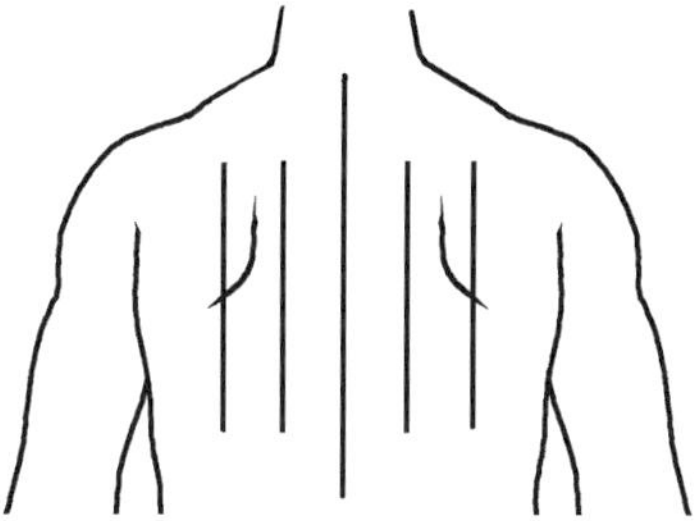

背中に引かれた５本の線の間隔が、ほぼ均等であれば、ニュートラルな肩甲骨といえる。

左右で可動域に偏りがある肩甲骨

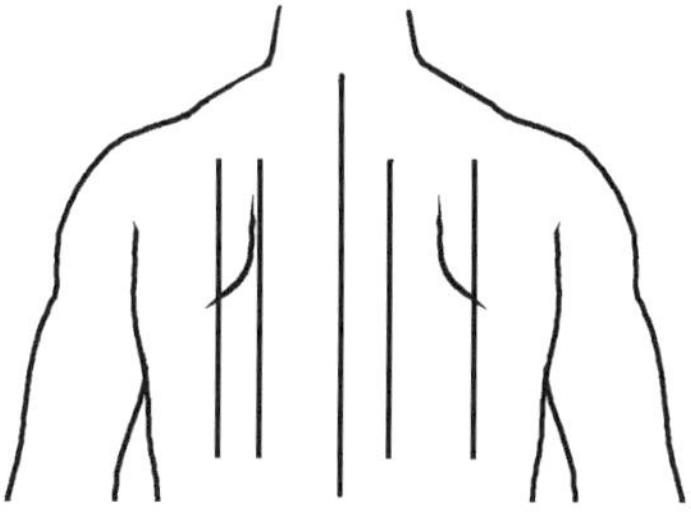

背中に引かれた５本の線の間隔が均等でないとき、間隔の狭い側の可動域が狭くなっていると考えられる。

しかし、大椎の感度がよければ、風邪はうまく入口まで入りこめたとしてもすぐに体外へと追い出されてしまう。

そして大椎の感度は、肩や背中の筋肉の状態によって左右される。風邪のひき始めに背中がゾクゾクするのは、大椎が風邪をはね返すことができずに、体内に侵入されてしまって、すでに体に異常が表れはじめている証拠だ。風邪のひき始めにいつも背中がゾクゾク、ザワザワするのを感じるという人は、肩や背中の筋肉、特に僧帽筋が退化して、循環機能や代謝機能が衰え、風邪をひきやすい体質になってしまっているといえるだろう。

逆にいえば、肩や背中のアウターマッスルとインナーマッスルがバランスよく使えている人は、循環機能や代謝機能が高いため、簡単に風邪をひくこともない。筋肉のバランスがほどよく拮抗していると、肩甲骨はもちろんスムーズに開閉する。こういう肩甲骨の人は、いわゆるバックシャン――背中が美しい人といえる。

つまり、筋肉のバランスがとれた美しい背中は、免疫力という強さをも兼ね備えているのである。

第六章　肩甲骨と免疫

——生体セキュリティシステム

肩甲骨の開閉不全で何が起こっているか

上半身の骨盤ともいえる肩甲骨がスムーズに開閉していないと、体にいったいどのような影響をおよぼすのだろう。

肩甲骨は大きく開閉し、その動きに肋骨を連動させている。つまり、肋骨は肩甲骨に引っ張られるようなかたちで膨らんだりしぼんだりしている。それはあたかもフイゴのような動きである。

ところで、人間の体には、縦横無尽にリンパ管が張り巡らされている。リンパ管系は体内の廃棄物や有害物質となりうる物体の排除に深く関係し、血液や、なかでも病気から体を守る白血球の一種、リンパ球と密接に関係している。このリンパ管のネットワークは、上胸部の右リンパ本管と胸管を通って、心臓近くの静脈へ合流している。

私は、肩甲骨は大きく開閉することで肋骨を含む上胸部全体をフイゴのように動かし、リンパや血液など体液を全身に送り出していると考えている。

その考えに立てば、肩甲骨の開閉不全に陥った体では、リンパや血液の循環不全が起こっているると考えられるのである。

臨床現場から〜乳腺症、乳がんの増加

私の治療院を訪れる女性に婦人科系の悩みを抱えてくる方が多いということは先に述べたが、近年、乳腺症や乳がんではないかという悩みを抱えているケースも含め、上胸部の不調を訴える方が急激に増えていることが、とても気がかりである。

今、日本女性の三〇人に一人が乳がんにかかるといわれている。乳がんで死亡する人は年々増加し、今では一年間に約一万人にのぼり、女性の壮年層（三〇〜六四歳）のがん死亡原因のトップとなっているという。

今のところ上胸部の不調や疾病を抱えてはいないけれども、漠然と不安を感じているという女性も、読者の中に少なからずおられるのではないか。そうした方は、自分の胸が張る時期が月に二回あるかどうかを確認していただきたい。

自覚されている方がどれくらいいらっしゃるかわからないが、健康な女性であれば、毎月二回胸が張る時期がある。

まず排卵期。女性の体では、排卵に向けて、卵子のもとである卵胞が成長すると同時に、女性ホルモンの一つであるエストロゲンが分泌《ぶんぴつ》される。毎月二回の胸が張る時期のうちの一回は、このときにあたる。このとき、女性の胸は、そのセクシーさを強調するかのように、パンとテンションが高い状態で張りつめる。エストロゲンは成長期に胸を女性らしく発達させ、女性らしい体をつくるホルモンである。また、肌の新陳代謝も促進する。

排卵があると、もう一つの女性ホルモンであるプロゲステロンが分泌され、受精卵が着床しやすいように子宮内膜を柔らかく整え、大量の血液を子宮に送り込む。プロゲステロンはいわゆる妊娠のためのホルモンである。排卵からおよそ二週間ほどののち、妊娠しなかった場合は、プロゲステロンの分泌が減少し、成長した子宮内膜が子宮からはがれ落ちる。これが生理だ。胸が張る時期のもう一回は、生理直前までのプロゲステロンが活発に分泌されるこのタイミングにあたる。このときの胸は、排卵のときとは異なって、容積が増え、全体的にボリュームアップしたような張り方をする。授乳時の母親の乳房のイメージに近い。

しかし、結果としていうと、これらの月に二回の胸の張りを両方ともきちんと自覚できている女性は少ないようだ。

その直接的な原因として考えられるのが、ホルモンの分泌異常である。ホルモンの分泌は、自律神経に大きく左右される。交感神経と副交感神経という自律神経のバランスが崩れていると、女性ホルモンの分泌も影響を受けるのだ。

そして、ホルモンの分泌が血液やリンパ液の循環とも深い関わりがあることを考えあわせれば、女性の上胸部に循環不全が起こっており、それが冒頭に挙げたような不調や疾病を引き起こしている可能性があると考えざるをえないのだ。

肩甲骨の開閉をスムーズにして、胸腺を活性化させる

近年、鳥インフルエンザやＨＩＶ、ＳＡＲＳ、エボラ出血熱といった新型ウイルスによる感染症、また結核患者の再増加といった、生命を脅かす新しい脅威の出現とともに、「免疫力」に対する意識がにわかに高まっている。

免疫とは、自己と非自己を高度に教育されたシステムで区別して、非自己だけを攻撃

排除する生体防御反応をいう。

具体的には、体内に侵入したウイルスや細菌などの異物や、体内にありながら異物化した細胞（がん細胞など）と正常な自己を識別し、自己以外を攻撃し、体を守る反応のことをいう。免疫の中心プレーヤーがTリンパ球である。

このTリンパ球は、胸腺で「自己」と「非自己」の区別を学ぶ。Tリンパ球のTは、胸腺（Thymus）の頭文字から来ている。胸腺は、Tリンパ球の学校なのだ。胸腺は、胸の中央、ウルトラマンのカラータイマーのあるあたりに位置している。この学校は非常に厳しく、Tリンパ球に、徹底的に「自己」「非自己」の区別を教育する。さらに何度も試験がおこなわれる。最終的に胸腺学校を卒業し、全身に出ていくTリンパ球はわずか五パーセント、合格できなかった九五パーセントは死んでしまうのだ。

これほど大切な胸腺は、しかし思春期に最大になったあとは緩やかに縮小し、高齢者ではその組織をほぼ消失してしまう。

肩甲骨の開閉をスムーズにし、リンパの循環を良好に保つというのは、胸腺をいつまでも活性化させる狙いがあるのだ。

発熱を許容せよ

整体の世界では「発熱を許容せよ」という言葉がある。

病気になって熱が出たらしめたものだ。間違っても熱を無理に抑えてはいけない、熱を抑えてしまうと、病気が長引くという考え方である。

一方、最新の免疫学の世界でも、まさに「発熱を許容せよ」とでもいうようなことがわかってきたという。細菌やウイルス、がん細胞などの異物を貪欲に食べることからその名がついたマクロファージという白血球がある。マクロファージは、食べた異物の情報をいち早くヘルパーT細胞に伝えるという重要な役割を持つ。このマクロファージが活性化すると、他の白血球の攻撃力を高めるための物質を分泌する。この物質の一つが脳の視床下部の発熱中枢に働き、発熱が起こるというのだ。

一説には、体温が一度上がると、免疫力は二五パーセントも高まるという。

しばしば低体温症が問題となるのは、もともとの体温が低いためにウイルスや細菌と戦える温度にまで体温が達しにくく、体内で有害菌や悪玉菌が繁殖して感染症を起こしたり、些細《ささい》な疾病でも闘病が長引いたりするからである。

このことからも、発熱は、免疫力を高めるためには欠かせない生体防御反応ということがおわかりいただけるだろう。

発熱・発汗できない体はなぜ弱いか

風邪をひくと、いつまでも治らなくて、ダラダラと長引かせてしまう人がいる。その一方で、一時的に高熱を発するものの、大汗をかいて一晩で治り、ケロッとしている人がいる。

この差が、発熱力＝免疫力の差であり、発汗力の差である。免疫力の弱い体では、免疫細胞が活発に働けるところまで体温が上昇せず、高い熱は出ないまま、ずるずると微熱が続き、いつまでたってもすっきりと完治しない。

こういう症状の患者さんが治療院に来た場合は、横に寝かせた患者さんの全身に熱めのホットパックを置き、一気に発熱、発汗を促すことが多い。

発汗には、免疫細胞を活性化させるために一時的に上げた体温を平熱に戻し、ウイルスや細菌、白血球の死がいなどの老廃物を体外に排出する働きがある。

高熱を出したあと、肌や髪などが生まれ変わったようにすっきりときれいになっていると感じたことはないだろうか。それは、汗がウイルスや細菌、白血球の死がいを持ち去る際に、それまで体にためこんでいた老廃物をいっしょに体外に運び出してくれたからである。いわば、発汗は、天然デトックスのようなものなのだ。

言い換えれば、発熱はウイルスや細菌と戦うための体の緊急態勢であり、発汗はその戦いが終わったあとの体の事後処理であるといえるだろう。

そして、それらはともに、ホメオスタシス（身体恒常性）の一部である。

ホメオスタシスは、ストレスになりうる外界の環境の変化に対して、生体を安定した状態に保とうとするしくみだということは前にも触れた。体温や血圧、体液の浸透圧、病原微生物の排除から創傷の修復まで、それは生体機能のあらゆる領域におよんでいる。

たとえば、体温調節に関していうと、人間をはじめとする哺乳類や鳥類は、外部の気温に関係なく、体内の酵素がもっとも働きやすい三七度前後に体温を保とうとする。それ以上体温が上がる兆候を示すと発汗することで体温を下げ、それ以下に体温が下がりはじめると、ふるえや発熱で体温を上げる。汗腺の働きは自律神経に支配されており、発汗を促進するのは交感神経、制御するのは副交感神経である。

このように、本来は、体はその状況に応じて自らを調節する機能を備えている。ところが、最近では、自分のホメオスタシスが発信する信号を受け取れない人が増えている。

たとえば、炎天下ではなく、曇りの日に熱中症で倒れる子どもたちがいる。暑い日が続いて大量の汗を出したあとに、汗をかかない涼しい日があると、利尿がよくなっているのに、自分の体が水分を欲していることに気づかず、水を飲まないでいて倒れてしまう。

念のためにいっておくが、それは、子どもだから自分の欲求に気がつかなかったということではけっしてない。現に、私の治療院のスタッフでさえも、勤務中に同じ症状を起こして、倒れてしまったことがある。

血液中の水分量が減ると、血液はドロドロになり、体の各部はダメージを受ける。脳が高温の血液を受けるということは、生卵の白身が熱湯にさらされたのに等しく、非常に危険な状態をもたらしかねない。それに比べれば、水分をとりすぎてむくんでいたほうが、まだ生命への危険性という意味ではリスクが少ない。

今年（二〇〇六年）のロスの熱波にしても、日本の夏にしても、激変する地球環境を考えると、いつどこで過酷な自然が人間に牙《きば》をむくか想像さえつかない。

だからこそ、低体温症のようにホメオスタシスそのものが変調をきたしていたり、あるいはホメオスタシスそのものは正常に機能しているのにそれを行動に結びつけられないほど体の感度が鈍っていたりすれば、おどかすわけではないが、生命を維持するのもおぼつかないのだ。

「女のほうが長生き」なわけ

なぜ女性のほうが男性より寿命が長いのか考えてみたことがあるだろうか。

その理由としてもっとも有力な説は、男女の免疫機能に差があるというものである。

たとえば、臓器移植をした場合、女性のほうが早く拒絶反応を起こすというデータがある。臓器という異物に対して、女性のTリンパ球のほうが、男性のそれよりも、すばやく反応するということだ。もちろん、それは、ウイルスや細菌に対しても同じで、女性のほうがより早く対処できる。それに加えて、リンパ球のB細胞が抗体をつくる能力も、男性より女性のほうが高いといわれている。

この免疫反応の男女差はホルモンの影響であることが、近年の研究でわかってきた。排卵直前に多く分泌される女性ホルモンのエストロゲンが、免疫細胞の一つであるマクロファージの働きを活性化させるというのである。マクロファージが活性化したときに出す物質が脳に働き、発熱が起こるのは前述のとおりである。

要するに、女性は、月に一回必ず免疫力を高めているのである。

しかも、それは子孫を残すための大切な卵子が生まれるタイミングでおこなわれる。体にセットされた精緻なプログラムに驚くしかない。

一方、古来より、男性は、太陽の光の下で狩猟や漁撈《ぎょろう》、農耕に携わり、体を動かしてきた。つまり、日光に当たり、運動をすることで、体温を上昇させてきた。

そう考えると、どちらかといえば屋内での作業を担うことが多かった女性が、体内のシステムだけで免疫力を上昇させることは当然といえるかもしれない。

しかしながら、屋外で体を動かす仕事に従事する男性のほうが圧倒的に少ない現代では、ほとんどの男性が、体温を上昇させる機会を逸しているといえる。

男性が持てる機能を最大限に活用して健やかに生きるためには、自ら太陽の光を求め、体を積極的に動かしていくほかない。

体内の循環力を上げるには

低体温症の人の体は、私から見ると、なんだかとてもシーンとしているように感じられてしまう。

それは、循環機能や代謝機能など、体内のすべての機能の活動が低調だったり、またはほとんど機能していなかったりして、細胞の息吹や血液やリンパ液の流れる音が聞こえてくるイメージがまったくわかないためかもしれない。

体全体の循環機能、代謝機能が著しく衰えている体にうってつけなのが「腰湯」である。

「腰湯」（127ページ）は、簡単にいうと、半身浴よりもっと少ない、へそのあたりまでの少々熱めのお湯に浸かるというものだ。そのポイントとなるのは、通常よりも少

〈腰湯〉

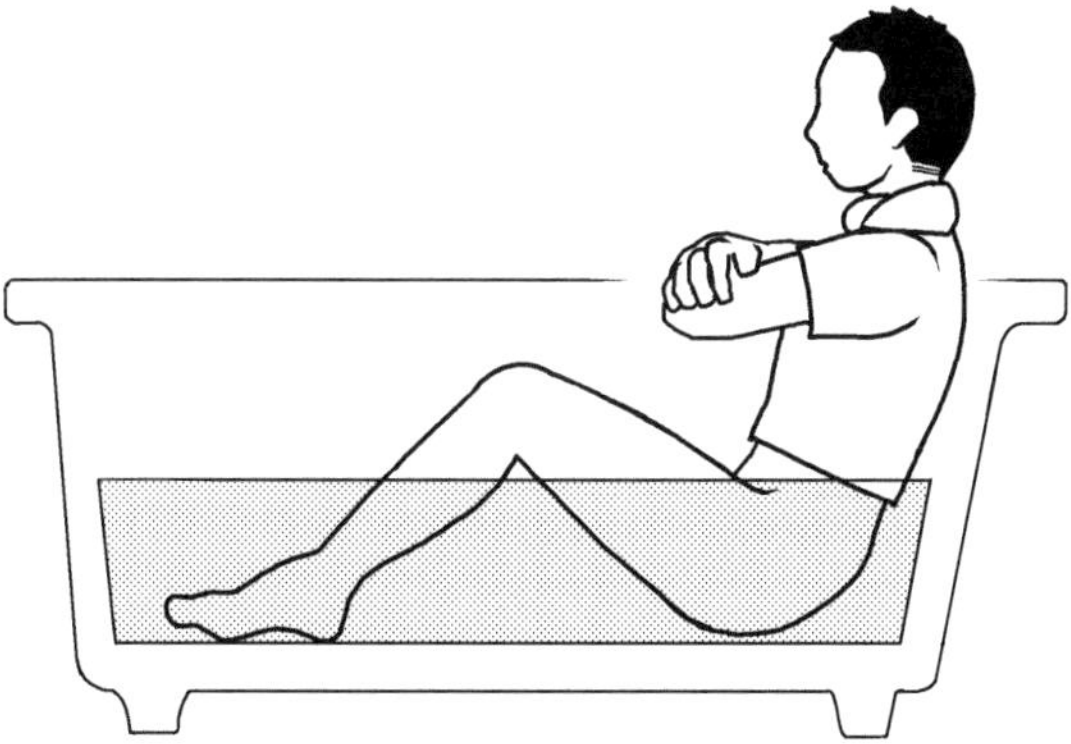

42〜45度くらいの熱めのお湯をへそのあたりまで入れて湯船に浸かる。リラックスして5〜15分。頭、顔、首、肩、胸と上半身全体に汗をかいたら終了。

※上半身を冷やさないように短いTシャツを着て、首にはタオルなどを巻く
※お湯の温度は、自分が我慢できる最高の温度でよい

ないお湯の量と高いお湯の温度である。お湯の温度としては四五度前後。かなり熱めである。とても無理だという人は、自分の皮膚がちりちりするくらいの、限界に近い温度で試してみてほしい。熱いお湯を張ることで、短時間で一気に発汗を促すのが「腰湯」の大きな特徴なので、ものは試しでやってみていただきたい。

ここでいっておかなければならないのは、全身浴では意味がないということだ。全身浴は、のぼせやすかったり、心臓に負担がかかったりと、肉体的な負荷が大きいわりには、そこから得られるものが少ない。

では、へそのあたりまでの熱めのお湯に浸かることで、体にはどんなことが起きるのだろうか。

「腰湯」では、体のごく一部だけを熱するわけである。そうすると、体内に温度差が生じることで、血液やリンパ液をはじめとする体液が対流を起こして、循環を始める。

ガスレンジの上に鍋をかけて、パスタやそうめんを茹《ゆ》でるところを思い浮かべてもらえばいいかもしれない。あるいは、サイフォンでコーヒーをいれるところでもかまわない。鍋の中のパスタは下から上へ向かってグルグルと回り、サイフォンの中で熱せられたお湯はフラスコからコーヒーの粉が入った上部の漏斗《ろうと》まで持ち上げられ、コーヒーの粉はグルグルと対流する。

これと同じことが体の中で起こると、体液の循環力が上がり、体のさまざまな場所でつまっていた老廃物が体液の流れにのり、やがて汗とともに体外に流し出される。「腰湯」は、半ば強制的に発熱と発汗を促すと同時に、体内の循環力、代謝力を上げる、最適の手段なのである。

最近、汗をかかないなという自覚症状がある人のみならず、冷えやむくみで悩んでいる人、最近疲れがたまっている人、また乾燥肌や髪の毛のコシ、ツヤ不足に悩む人にも、ぜひお試しいただきたい。

未知のウイルスに負けないために

WHOによる天然痘の根絶宣言が発表されたのは一九八〇年五月のことだった。当時、人類は他のウイルスも駆逐できるのだというムードすら流れたが、その後、HIV、SARS、鳥インフルエンザ等、新種ウイルスの脅威が次々と発現し、人類と未知のウイルスの戦いは、新たなステージに入ったといえる。

特に鳥インフルエンザはいつ新型ヒトインフルエンザになり感染爆発してもおかしくない状況であり、ひとたび感染爆発が起こったら全世界で七五〇〇万人が犠牲になるともいわれている。

なぜそこまで大量の犠牲者が予測されるのか。

未知のウイルスに対する免疫がない、つまり抗体を持っていないから、そこまでの犠牲者が予測されているのだが、それでは新型インフルエンザに罹患《りかん》した人すべてが死ぬのかといえば、けっしてそうではない。

考えてみれば、世界には何千ものウイルスや細菌があり、もちろん人はそのすべてに対しての抗体を持ってはいない。

はじめての病気にかかると、免疫細胞は全力で戦いを挑む。マクロファージが情報を集め、Tリンパ球が情報を分析し、それぞれの白血球に司令を出し、攻撃し、抗体を作り出す。その過程で、体では発熱が起こる。

まったく未知の病原菌に対する抗体ができるまで、体では発熱をしたまま、活発な免疫活動が続く。数日から数週間にわたって続くかもしれない高熱に耐えうる体であるかどうか。これが、未知のウイルスにうち勝てるかどうかの分かれ目なのだ。

そのためには、骨盤と肩甲骨の開閉を常にスムーズに促し、体液の循環、代謝サイクルが健全に保たれた、しなやかで強い体を、普段からつくっていくことが何より重要だと考えるのである。

第七章 ハラをつくる——体幹進化論

上と下をつなぐハラ

これまで、骨盤と肩甲骨がスムーズに開閉運動をすることの重要性について、それぞれ、さまざまな切り口で述べてきた。

さらに、それらが独立して存在しているわけではなく、相互に、また体の各所と関わっていることにも触れた。

そうなると、その両者をつなぐハラについて語るのは、ごく自然なことであると思える。

人間の体の肩甲骨から骨盤までの間の部分を眺めてみると、背面は背骨を中心としてすべての筋肉が左右に分かれているが、前面には骨格がなく、中央に腹直筋がいわば太鼓の皮が張られたような状態で存在しているだけであることがわかる（137ページ図5）。つまり、体の前面は、腹直筋が腹壁をつくることによってのみ、支えられているといってよいだろう。

腹直筋の周囲には側腹筋や錐体筋といった腹筋があるが、それらはしっかりした腹直筋がきちんと腹壁をつくっている状態で体を動かすことで発達する。ハラをつくるうえでまず鍛えるべきはやはり腹直筋である。

さらに、腹直筋は、腹筋の親玉的存在というだけではなく、インナーマッスルにとっても同様の存在であるといえるのだ。

腹直筋が発達すると、呼吸が深くなって安定することで、どのような状況においても動じない強い精神力が養われる。

そうすると、覚醒時でも交感神経の過剰優位に偏らず、副交感神経とのバランスが巧みにとれている状態になる。

興奮状態や闘争的な精神状態にあるときというのは、横隔膜が縮んで、呼吸が浅くなり、じつは腹直筋もたるんでしまっている。

格闘技の試合で、意識的にか無意識なのかは別にして、巨漢のファイターが「ハッ、ハッ、ハッ、ハッ」と浅い呼吸を繰り返して相手を威嚇するかのようなポーズを見せることがあるが、素人が見ても、まさにこけおどし以外の何ものでもない。逆に、ゆっくりと深呼吸をして、凪《な》いだ海のような様相を見せているファイターに、底知れぬ強さを

〈図５　腹部の構造〉

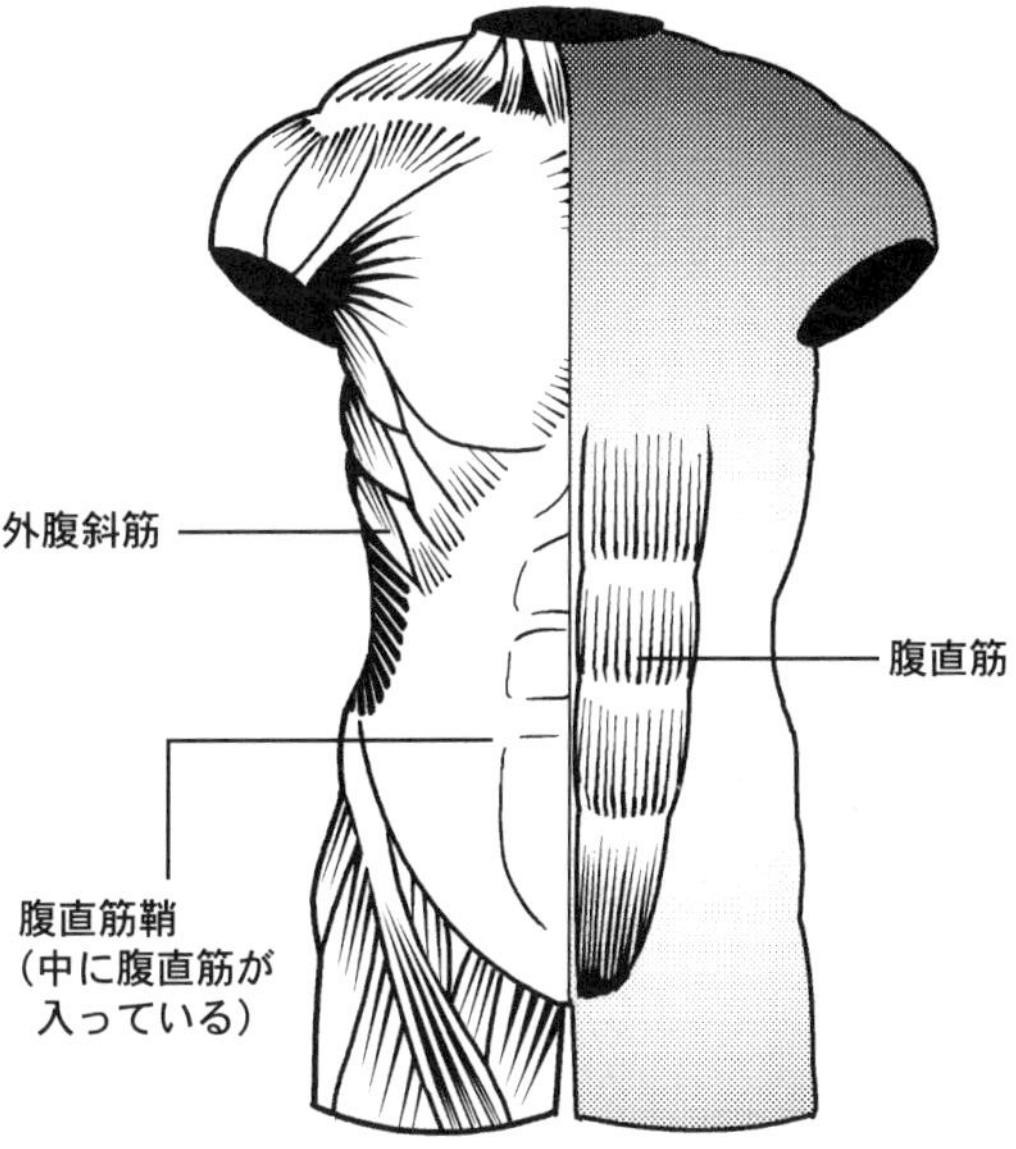
外腹斜筋
腹直筋
腹直筋鞘
（中に腹直筋が
入っている）

感じないだろうか。

余談ではあるが、お寺の門の両側に立っている仁王像についても、私は同じことを感じてしまう。脇を開き、股を開いたあの姿勢では、いくら恐い顔をしていても、体をうまく使えないのではと……。

少々話がそれてしまったかもしれないが、要するに、弱い心をおし隠して、強く見せようとすればするほど、力めば力むほど、腹直筋には力が入らず、インナーマッスルは作動しないということである。

危機に直面したときに、反射的に作動し、もっともすばやく対応できるのが、腹直筋とインナーマッスルである。

それらがすぐ使える状態にないということは、見かけがどうであれ、突然訪れる危機を回避できない弱い体だといえるだろう。

コアトレーニング、体幹部(センター)トレーニング大流行の背景

ヨガやピラティスなど、深く呼吸をして、ゆっくりと体を動かすトレーニングが大流

行している。

これらのトレーニングは、先に触れた乗馬式マシンやバランスボール同様、複合的な動きをすることで、表面筋だけでなく、それ以外の背骨や骨盤を支える体幹部の筋肉、つまりインナーマッスルをも鍛える効果が期待できるものである。

こうしたトレーニングが流行するなかで、「コアトレーニング」という言葉がさまざまな場所で聞かれるようになってきた。

コアトレーニングとは、アウターマッスル、インナーマッスルの別にかかわらず、背骨や骨盤の動きに関わる体幹部の筋肉を鍛えるトレーニングのことだ。

コアトレーニングで取り上げられている運動というのは、マシントレーニングのように特定の部位の筋肉を単独で動かすものではなく、やはりさまざまな筋肉を連動させたり、協調させたりして動かすものである。

そう考えると、その起源や呼び名こそ違え、ヨガやピラティスもまた、大きな意味では、コアトレーニングとしてとらえることができるだろう。

では、なぜ、今、こうしたコアトレーニングが、これほどまでにもてはやされているのだろうか。

その理由は、いくつか考えられる。

まず、最初の理由としては、マシントレーニングを中心とした従来のトレーニングが必ずしも体を強くすることにつながっていかないということに、多くの人々が気づきはじめたのではないかということだ。

もともと、日常生活において、体の一部だけを使って動くということはほとんどない。ある一つの行動を取り上げても、さまざまな筋肉や靭帯、骨が連動し、協調しておこなわれているのがわかるだろう。

それにもかかわらず、特定の部位にしか作用しない従来のトレーニングに精を出すのは、効率的であるとはいえない。そんなふうに考える人が増えているのではないだろうか。

次の理由としては、マシントレーニングで鍛えたようなアウターマッスルばかりが発達した、いわゆるムキムキのマッチョな体に魅力を感じる人が、男女を問わず、減っているのではないかということだ。

　そして、最後の理由としては、体の不調を感じる人が増えていて、それを解消したいがために、健康を増進できるようなトレーニングを求めているのではないかということだ。

　約二万年にもおよぶ人類の歴史のなかで、この一〇〇年間における生活様式の変化というものは、激変と呼んでもさしつかえのないものである。

　それによって体を動かさなくなったことが不調の原因であると、多くの人が、半ば本能的に感じているのかもしれない。

　いずれにせよ、腕や脚を鍛えても体幹は鍛えられないとか、アウターマッスルを鍛えてもインナーマッスルは鍛えられないとかといった、バランスの悪いトレーニングが減りつつあるのは、自然の流れといえる。

　私が考案した「骨盤体操」も含め、コアトレーニングの流行は、時代の要請でもあったのだろう。

腹筋一〇〇〇回は意味がない

では、実際に体幹部を鍛えるには、どうすればよいのだろう。

多くの方が学生時代の体育の授業や部活動などで「腹筋運動」と呼ばれる運動をした経験があるかと思われるが、あの「腹筋運動」も限定的な負荷を与えるだけだから、必死の思いをして一〇〇〇回成し遂げたとしても、正直なところ、あまり効果は期待できない。

腹直筋を鍛えるのにも、やはりコアトレーニング同様の複合的なトレーニングが必要となるのである。

複合トレーニングに取り組むうえで、その効果を飛躍的に高めるちょっとしたコツがある。

それは、イメージトレーニングである。トレーニングに有効なさまざまなイメージを潜在意識に刷りこむことで、複合的トレーニングの効果はいっそう増すことになる。

なぜ潜在意識にイメージを刷りこむことでそれほどの効果が得られるかといえば、顕在意識と違って、潜在意識は現実とイメージを区別せず、あらゆるものを現実として受け止める性質があるからである。

たとえば、梅干を脳裏に思い浮かべると、実際に口にはしていないのに、口のなかに唾液があふれ出てきたりすることがある。

それと同じように、「重い」とか、「負荷がかかっている」とか、「すごく効いている」といったイメージをできるだけ具体的に抱いてトレーニングをすれば、それは現実となんら変わりのない効果をもたらすのだ。

だから、イメージしてトレーニングするのと、イメージしないでトレーニングするのとでは、その結果に歴然とした差が表れることになる。

私が考案した「骨盤体操」もまた、しっかりとしたハラをつくり、内転筋群・腸腰筋を鍛えるための最適のトレーニングになるものだが、一つ一つの動きはそれほど難しくなくても、一〇〇パーセントの効果を得るためにはさまざまなコツが必要であり、それはまとめれば本一冊分ほどの量にもなりかねないので、ここでは触れないことにする。

もし興味を持たれた方がいらっしゃったら、ぜひ『骨盤教室』をご覧になっていただきたい。

その代わりというわけではないが、ここではより簡単に体幹部を強化できるエクササイズの一つである「座るだけ深呼吸」（145ページ）を紹介しておきたい。

安定した体とハラ

古来、日本では、すぐに動揺したり、怒ったりする、感情の起伏を制御できない人に対して「丹田の力がない」という言い方をしてきた。

「丹田」というとき、「へそからこぶし一つ分ほど下のあたり」などと言われることが多いが、要するに、下腹腹筋全体のことであろうと私は考えている。

腹直筋があることで腹壁ができて、腹壁ができた状態で体を動かすことによって、側腹筋群もまた発達していく。

そうすると、腹壁はますます強固になり、呼吸を深くし、安定させる。そして、呼吸が制御されることで、感情の起伏が制御されるようになる。

一部のトップアスリートや瞑想中の高僧とも共通する、そうした心のありようが、覚醒時にもかかわらず、骨盤脳（太陽神経叢）を作動させ、副交感神経優位にある状態を

〈座るだけ深呼吸〉

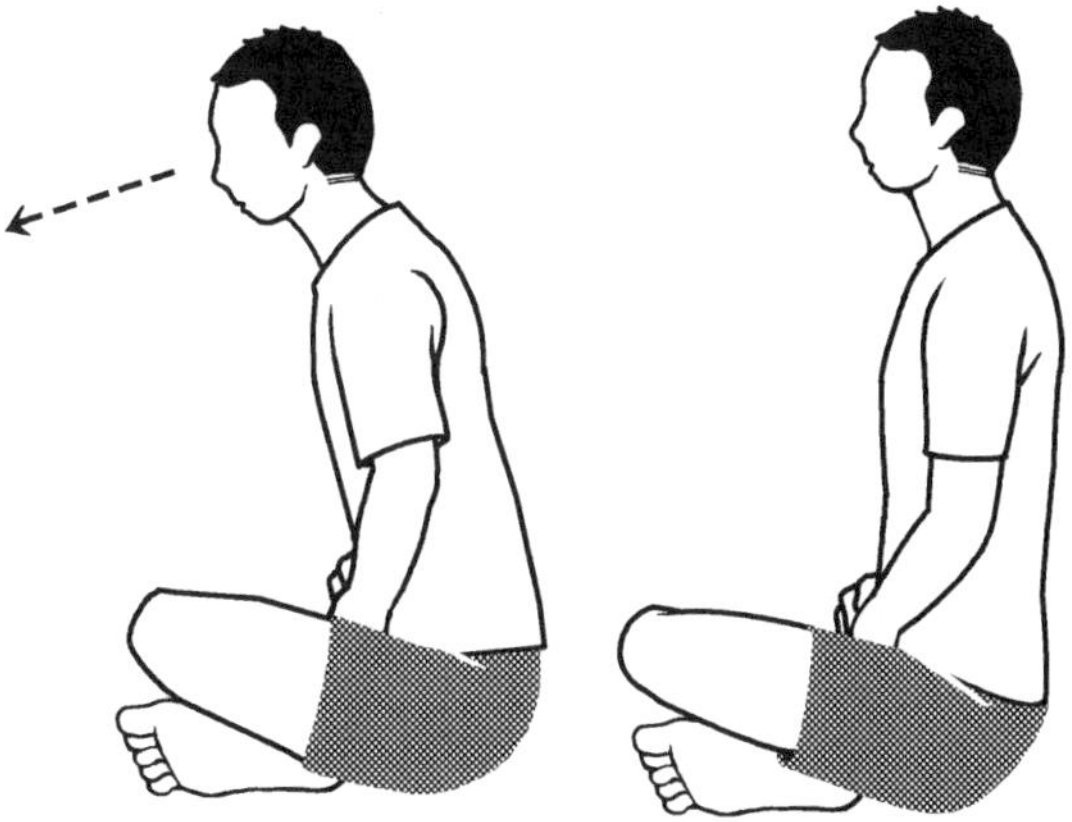

②下腹に手を当て、息を吐きながら股関節を折るようにして前傾していく。この時、背筋が曲がらないように。息を完全に吐ききったら、下腹を押して、ゆっくりと残りの息を絞り出す。

①背筋を伸ばし、あぐらで座る。ピンポイントでへそを前に出し、腰を入れるようにする。視線を1メートル先の床の上に落とす。いわゆる半眼の状態になり、肩の力も自然に抜ける。

③ゆっくりと息を吸いながら、体を起こしていく。

へそを意識することで体の余計な力が抜け、シンプルにコア=体幹部の強化がはかれる。

つくりだす。

「ハラが据わった」という言葉があるが、それはまさにこうした状態のことを指している。普通であればパニックに陥るような状況に追いこまれたとしても、「ハラが据わって」いれば、容易に動じるようなことはない。

また、副交感神経が優位にある体というのは、循環機能、代謝機能が優れているために回復力も高く、生体として安定した機能を誇っている。

つまり、安定した強い心と体を手にするためには、発達した腹直筋としっかりした腹壁が欠かせないのである。

昔の日本人は、武術などを通して、腹筋の重要性をよく理解していたのではないだろうか。だからこそ、「ハラ」に関する言葉が後世にまで残っていたり、武士が自らの意志を曲げざるをえないときに「切腹」をしたのではないかというのが私の見方である。

ハラの筋肉はねじれ防止のためにある

体は本来、ひねれない、ねじれない。

意外に思われる方もいらっしゃるかもしれないが、体幹部の骨のなかで回旋核を持っているのは、頸椎の一番と二番しかない。

つまり、首のほんの一部の骨を除けば、体幹部の骨は、回るような動きは一切しない、いや、できないということである。

なかには、「自分は腰から回ることができる」とか、あるいは「回ることはできないが、上半身をひねることはできる」という意見もあるかもしれないが、基本的に、それらはすべて錯覚であると考えていただきたい。

なぜならば、また繰り返しになってしまうが、人体の根本を形成している骨が回らない構造になっている以上は、やはり、回らないし、ひねれないし、ねじれないのである。

しかし、「ひねる」「ねじれる」と錯覚を起こす気持ちも理解できないではない。

それは、肩甲骨と骨盤をつなぐ構造に理由がある。

先にも述べたとおり、肩甲骨の下の胸郭と骨盤の間には、背面にこそ背骨があるものの、前面に関しては腹筋が太鼓の皮を張ったような状態であるだけで、何もない。

つまり、「腰が回る」とか、「ねじれる」とかと考えている人からしてみれば、「背骨は回らないかもしれないが、柔軟性のある腹筋しかないのであれば、なおさら、ひねったり、ねじったりするぐらいはできるだろう」と言いたくなるところだろう。

むしろ、事実はその逆で、腹筋こそが、回らないように、ひねれないように、ねじれないようにと努めているのである。

原理としては、腹直筋、側腹筋群が、胸郭の壁と骨盤の壁の二枚の壁をゴム状につないでいると考えてもらえばよい。その強靭なゴムは、確かに、ある程度までは伸びるのだが、それほど伸縮性があるわけではない。

しかし、その伸縮性は、ひねったり、ねじったりするためにあるわけではなく、ねじれた状態を元に戻そうとするため、いわばねじれないためにあるものだから、その限界はあまり高くないほうがよいのである。

ゴムのように胸郭と骨盤をつないでいる腹筋が、仮に無制限に伸びたとしても、その中にある骨はひねれも、ねじれもしないわけだから、最終的には骨が折れたり、砕けたりして、体は壊れてしまうことになる。

だから、腹筋は、それを防止するための、多少の衝撃なら吸収できるショック・アブソーバーを備えたストッパーのようなものなのである。

「ハラがない人ほど腰痛持ち」

人間は、二足の直立歩行を始めたことで、良きにつけ悪しきにつけ、四足歩行時代にはなかったものを手に入れたが、腰痛はそのうちの悪しきものの一つといえるかもしれない。

直立することによって、体の各部に受ける重力のバランスが変わり、その結果、背骨と骨盤が、その影響を大きく受けることになってしまった。

その重力から受ける負荷に拮抗して、少しでも背骨や骨盤の負担を減らそうとしているのが、体幹部のコアマッスルである。

だから、コアマッスルがなかったり、衰えていたりすると、背骨や骨盤に直接負荷がかかることになり、椎間板《ついかんばん》ヘルニアなども発症しやすくなる。

実際に腰痛を持っていて、病院の整形外科や整体治療院に通われた経験をお持ちの方は、そこで「腹筋がない」とか、「背筋がない」とか言われて、「鍛えなさい」というアドバイスを受けたことがあるかもしれない。

私自身、臨床現場で、腰痛に関して多くの診療をおこなってきたが、それを持病にしているほとんどの方が腹筋や背筋、あるいはその両方がかなり衰えてしまっていた。

だが、私は、腹筋が衰えているから腹筋を鍛えればいい、背筋が衰えているから背筋を鍛えればいい、というふうには考えない。

なぜならば、体はすべてつながっていて、その働きはお互いに影響を与え合っているからである。

まして、同じ場所の前と後ろにあるもののうちの一方だけを鍛えるというのは、そのときだけのことを考えてもあまりよいことだとは思えないし、長期的にみればなおさら賛成しかねるところがある。

そうしたこともあって、私は、肩甲骨と骨盤をつなぐ体幹部を総称して、「胴体コイル」と呼ぶことにしている。

つまり、腰痛が起きる原因は胴体コイルが弱っているからであり、腰痛防止のためには胴体コイルを鍛えるしかないと考えているのだ。

瞬間的に無理にひねった結果のぎっくり腰

ぎっくり腰のほとんどは、モノを持つ拍子に体をひねったり、ねじったりすることによって生じる。

体幹部で回せる部位は頸椎の一番と二番しかないわけだから、中途半端な姿勢で瞬間的に力をかければそうなるのは、ある意味では、当然といえるかもしれない。

では、ぎっくり腰を起こさないためには、どうすればよいのだろうか。

まず、大前提としては、日頃から胴体コイルを鍛えておくということがあるだろう。

そして、もう一つが、モノを持ち上げるときの姿勢にルールを設けるようにすることである。

そのルールとは「へそから動け」だ。

「へそから動け」とは、剣術や合気道などの武術においてよく使われる言葉で、動く際には進行方向に対して正対することが望ましいということを表している。

ちなみに、この場合の「へそ」というのは、おへそそのものではなく、いわゆる丹田のことを指していると考えればよいだろう。現代風にいうならば、下腹腹筋のことである。

じつは、この言葉は、武術に限らず、スポーツでも、日常の行動でも、あらゆる動作に当てはまる、非常に理に適《かな》ったものである。

「へそから動け」を具体的に実践するならば、胸郭の下から骨盤までを一枚の板であるとイメージして、その面がつねに力のかかる方向に正対するように動くことを心がけるとよいだろう。

こうして動けば、体に斜め方向の力が発生することがなく、したがって、ひねりやねじりの力が加わらず、自分が持ち上げられる重さのものを持ち上げようとするのなら、ぎっくり腰になることはまずないはずだ。

とはいえ、胴体コイルが退化してしまっていたら、元も子もない。

「あぐらフリフリ」（153ページ）で、胴体コイルの強化に努めていただきたい。

〈あぐらフリフリ〉

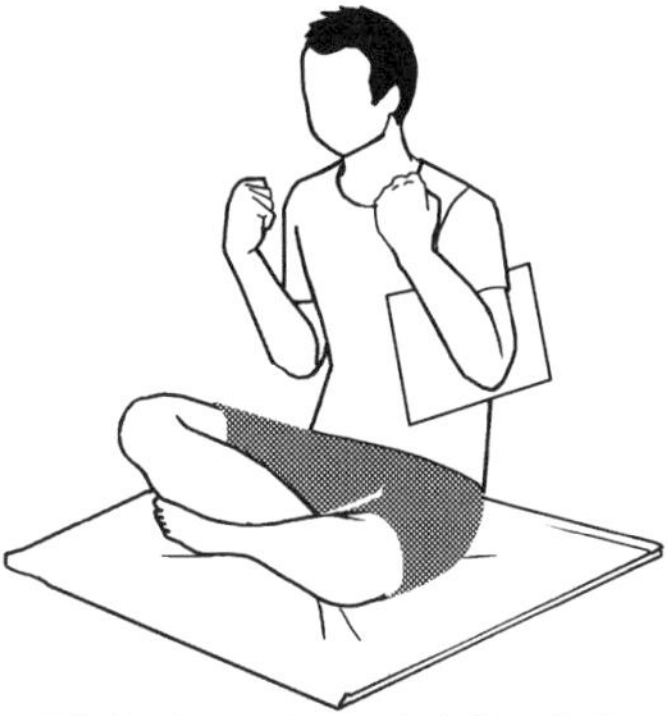

1.畳や絨毯の床ならビニールシートを敷いた上に、フローリングの床はそのままで、バスタオルを置く。
2.バスタオルの上にあぐらをかいて座る。
3.へそを前に出し、腰を入れて、薄い紙を１枚はさんで両脇を締める。

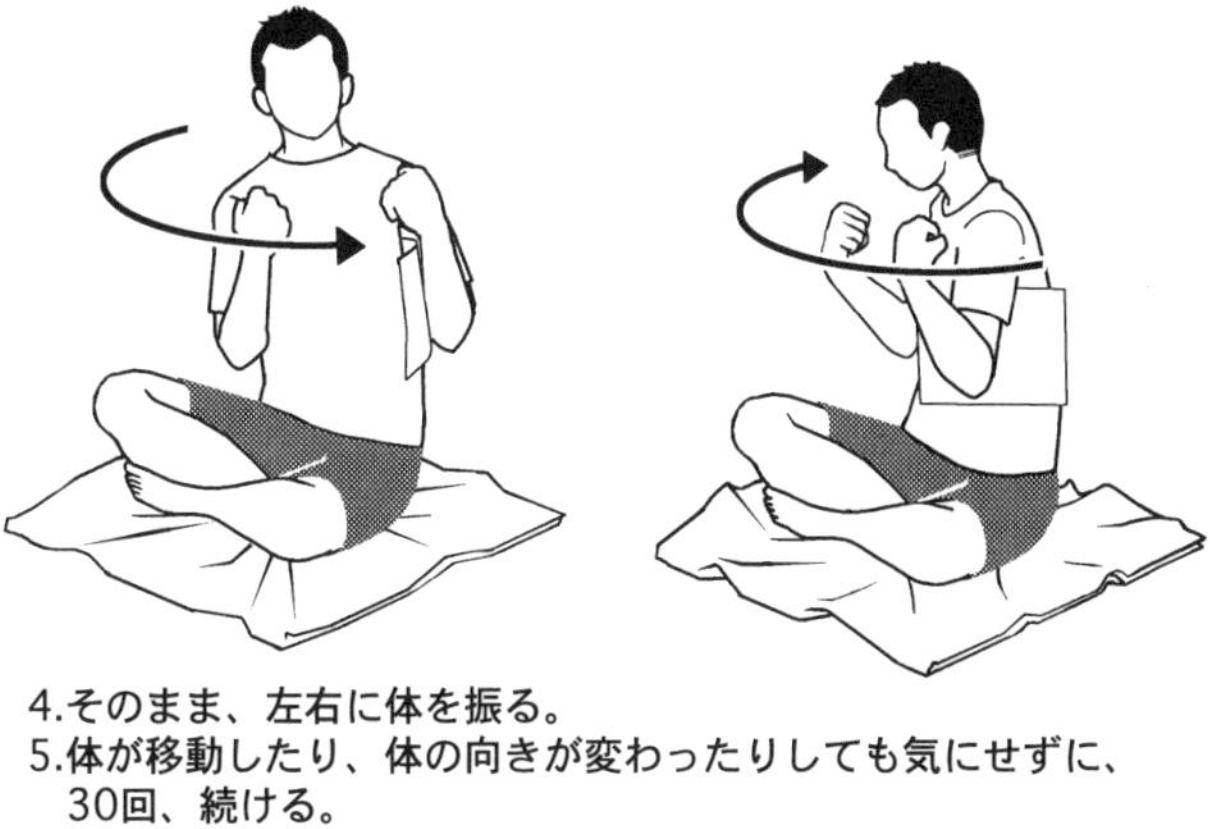

4.そのまま、左右に体を振る。
5.体が移動したり、体の向きが変わったりしても気にせずに、30回、続ける。

ハラある人は美しい

あぐらをかいて座る際に「肩の力を抜いて」とか、「肩を落として」とか、言われることがあるかもしれない。

しかし、その言葉にとらわれすぎると、逆に不自然な力が入ってしまったりして、ますます美しい姿勢をとることが難しくなってしまう。

美しい姿勢をとろうとするならば、余計なことは考えずに、点であるへそだけを意識すればよい。へそを前に出す、そのことだけを意識すればいい。そのまま、深呼吸するだけで、自然に肩が落ち、背筋が伸びて、非常に美しい姿勢をとることができる。

たとえていえば、徳の高いお坊さんや華道の高名な先生と同じような姿勢になる。

ただし、これは、きちんとハラがつくられている人の話。

そうした人は、肩甲骨と骨盤をつなぐ胴体コイルが鍛えられていて、骨盤脳が作動しやすく、覚醒時でも副交感神経優位の状態を維持できる。そのために、心はいつも落ち着いて、インナーマッスルもいつでも活動を始められるようにスタンバイしている。

もちろん、椎間板ヘルニアやぎっくり腰に悩まされることもない。

第八章 スポーツから日常まで
——骨盤未来図

ゴルフの難しさ〜止まっているボールを、なぜまっすぐ打てないか

四十の手習いではないが、二年前にようやく、ゴルフを始めた。プレーをした経験がある方にはわかっていただけると思うが、ただ止まっているボールを打つだけにみえて、これが意外に難しい。しかし、その時々の自分の体や心の状態がもののみごとに反映するおもしろさに魅《み》せられて、すっかりハマってしまった。

そこで、上達するためにさまざまな文献や資料をみていくうちに、「上体をねじる」という言葉に出くわした。

ゴルフでは、腕を中心にしてスイングすることは、「手打ち」といわれ、よくないスイングの一つとされる。つまり、腕は限定的に使って、それ以外の体の各部を使えということである。

その際に、「ターゲットに対して、お尻を向けろ」という言い方をすることがある。そうすることによって、上半身の向きが変わり、腕を必要以上に振り回さなくても、飛んでいくためのエネルギーをボールに与えられるというわけだ。

しかし、ここで、先ほどの「上体をねじる」という言葉が出てくると、わけがわからなくなってしまう。さらに、「ねじったインパクトで」などという言葉までが登場するものだから、混乱に拍車がかかる。

もっとも、最初から、それらの言葉について、それほど真剣には受け止めていたわけではない。なぜなら、私は、体がねじれないことを知っていたからである。

だが、念のため、早くゴルフがうまくなりたいこともあって、宮里藍選手をはじめとして、さまざまなゴルファーのインパクトの瞬間やその前後の写真を集めて、検証してみた。

その結果、予想どおり、テイクバックからバックスイング、そしてインパクトの瞬間まで、体のどこにもねじれは発見できなかった。発見できたのは、一連の動きに応じて体の面の向きが変化していっているということである。

じつは、動作を説明、あるいは指導するときに「ねじる」という言葉を用いるスポーツは、ゴルフに限らない。たとえば、サッカーなどでも、同様に用いられている。

そこで、私は、サッカーのさまざまな動きについても、多くの写真や画像を集め、検証をした。結果は、ゴルフのときと同じであった。顔や胸や骨盤など、体の面の向きはその時々で変化していても、体のどこもねじれてなどいないのだ。

それを確かめたあと、私は、「ねじる」という表現を含むアドバイスを一切無視することに決めた。

そうすると、おかしな迷いが消えたせいか、しばらく壁に当たったように伸び悩んでいたスコアが、また急激に伸びはじめた。

やはり、「へそから動け」を実践することは、あらゆるスポーツに通じるコツだといえるのかもしれない。

「外国人はねじれる」は幻想

ゴルフの動作のなかで上半身がねじれるものなのかどうなのかを調べるのに引き続いて、サッカーのさまざまな動作がねじれによって生まれているのかどうかについても検証した。

そのなかで、あるプレーをするにあたって体をねじるのが理想型だが、日本人プレーヤーは身体的な特性上十分に体をねじるのは難しく、しかし外国人プレーヤーは十分に体をねじることができるので、よりレベルの高いプレーができるのだ……というような意見を目にする機会があった。

果たして、本当にそんなことがあるのだろうか。

では、実際に、外国人のトッププレーヤーがキックをする瞬間と、ドリブルをしている二点の写真を見ていただこう（161ページ写真参照）。ここでは、あえて、ドイツ代表のエースストライカー、クローゼを取り上げる。

いかがだろうか。

インパクトの瞬間、そして、それ以外の動きについても、体のどこもねじれているのは確認できない。むしろ、どのような動きのなかでも、胸、骨盤、太ももなどの体の面が、力を与えようとする方向に対して、正対しているのがわかるだろう。

それが、体がねじれているようにみえてしまう。確かに、一連の動きのなかでは、そうみえるのもいたしかたないところがある。なぜ、そのようなことが起きるのだろうか。

その原因は、日本人プレーヤーにはない、外国人プレーヤー特有の長い手足にある。

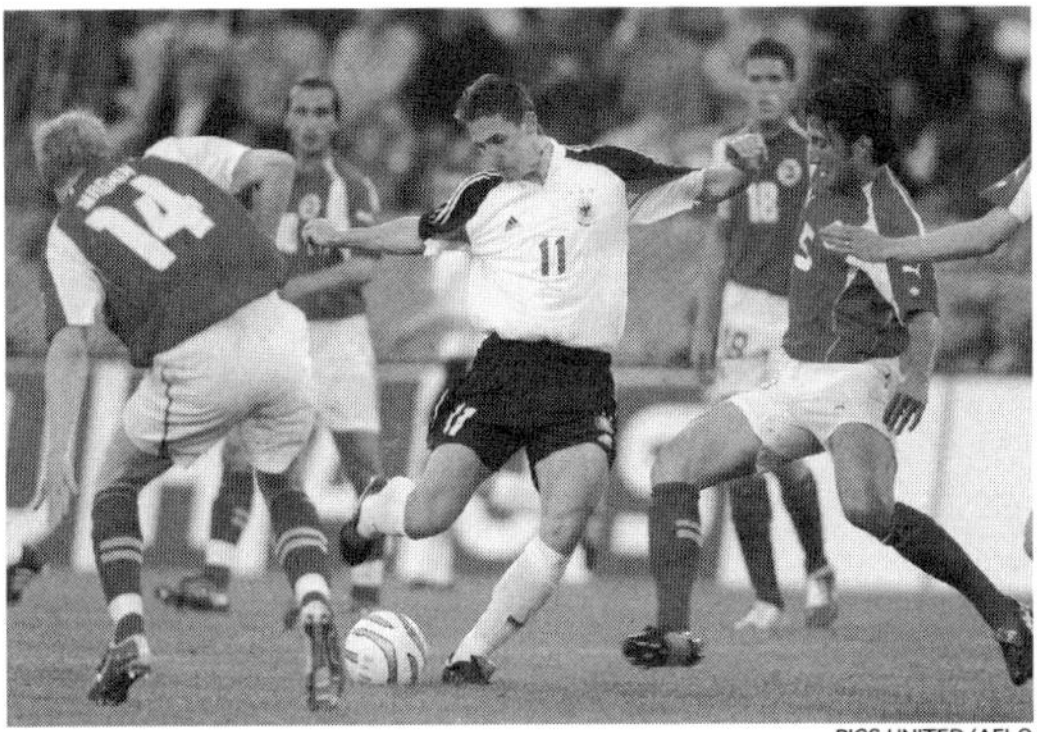

PICS UNITED/AFLO

インパクトの寸前、胸、骨盤、太ももなど体の面は、すべてボールに正対している。

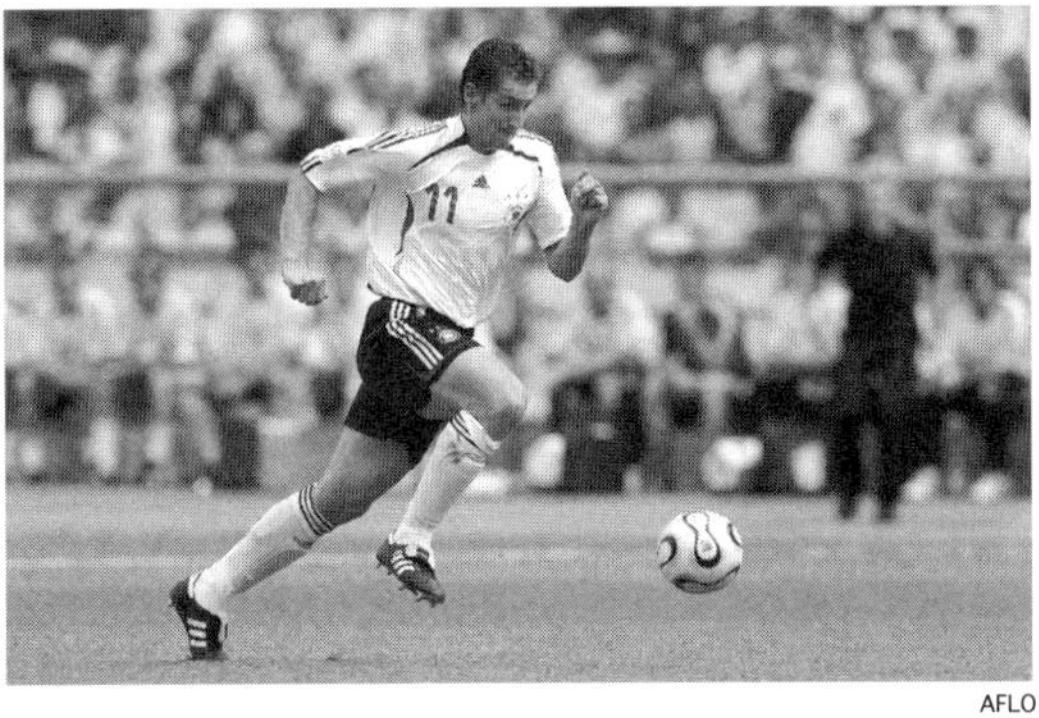

AFLO

走っているときも、両肩と股関節を結んだ体の面はねじれていないことに注目してほしい。

加える力が同じでも、手足が長いために、自然にその振り幅が大きくなり、体をねじっているように錯覚を起こしてしまうのだ。

ここであえてクローゼを取り上げたのも、彼の手足が外国人のトッププレーヤーのなかでも群を抜いて長く、それが伝わりやすいだろうと考えたからである。

スポーツの世界では、「ねじる」とか、「ひねる」とかといった表現が、いまだに当たり前のように使われている。しかし、それを素直に受け入れるわけにはいかない。

なぜならば、外国人だろうが日本人だろうが、ゴルフだろうがサッカーだろうが、スポーツであろうが日常動作であろうが、体はねじれないという大前提が存在しているからである。

たとえば、車に乗っていて、後部座席においてあるカバンを手に取ろうとしたときに、肩や腰を痛めることがしばしばある。もし人間の体が一部でいわれているようにねじったり、ひねったりできるのならば、そんなことはほとんど起こりえないだろう。

実際にその姿勢をとってみて、自分の体の動きを確認していただければ、胸や骨盤の面の向きがわずかに変わるだけで、どこにもねじれやひねりが発生していないことがはつきりとわかるはずだ。

精度の高い人間

腹筋を含めた体幹部の筋肉がしっかり鍛えられていると、おのずと腰が入りやすくなり、脇も締まって、それこそ武道や芸事の達人のように、美しい姿勢で座ることができる。

逆に、体幹部の筋肉がしっかりしていないと、腰が丸まってしまい、肩が上がり、脇が開いて、あごまで上がってしまう。

身に覚えのある方もいらっしゃると思うが、人間の体というものは、ただでさえ、何かに集中することによって、自然に肩が上がり、あごまでも上がってきてしまう。だから、デスクワークで、たとえば、パソコンを打ち続けていると、いつの間にか、こうした姿勢になってしまっていることが多い。

しかし、じつは、これは、仕事をするうえでは、まったくもって非効率的な状態であるといえる。

植物でいえば、茎が折れてしまっているのに似ているかもしれない。

あごが上がることによって、首の後ろの血管や神経が圧迫され、その働きが阻害されてしまう。

その結果、目が疲れやすくなったり、脳に血液が十分に届かずに頭がボーッとしたり、逆に頭に上がった血液が下りてこなくてのぼせてしまったりする。

また、同時に、脇が開いていることで、その周辺が冷やされ、血流が滞りやすくなって、腕がしびれたり、疲れたりしてくる。

そのような満身創痍《まんしんそうい》にも近い状態では、作業効率は著しく低下せざるをえないだろう。もちろん、長時間作業を続けられるはずもない。

一方、体幹部がしっかりしていて、肩やあごも上がらず、脇も締まっていれば、脳や神経がよく働き、腕も疲れにくくなる。

また、そうした状態では、前章で述べたとおり、骨盤脳が作動しやすくなる。そうすると、副交感神経が優位になって、安定した精神を保つことができ、いやがうえにも集中力は高められる。

こうしてみると、仕事をするうえでどちらが有利かは一目瞭然だろう。

体幹部を鍛えて、能力を最大限に発揮するための姿勢を維持することができれば、仕事の精度、作業効率、労働時間など、さまざまな面において向上が見られるのはまちがいない。

最近では、派遣社員の方などは、仕事の精度でランク分けされ、そのランクによって手にできる給料が大きく異なってくるという。また正社員にも能力給、成果給が求められる時代である。胴体コイルを鍛えて仕事の精度や作業効率を高め、自分のランクを上げて、しっかりと稼いでいただきたい。

最近、仕事の調子が上がらないのだとしたら、体幹部が衰えて、姿勢が悪くなってしまっているだけかもしれないのだから。

体の性能を一二〇パーセント発揮する

人間の体は、骨、靭帯、筋肉、血管、リンパ系、神経、脳、内臓など、さまざまな器官によって構成されている。筋肉だけでもおよそ三〇〇種類、約六五〇個があり、血管やリンパ管が網の目のように縦横無尽に張りめぐらされた人体は、そのシステムの精緻さにおいて、存在そのものが奇跡であるとさえいえるだろう。

そして、その精緻なシステムを正常に作動させるうえでいちばん大切なことは、そのシステムをきちんと使うことである。

きちんと使うということは、適度な運動をするということだ。人間の体は、つねに適度な負荷をかけることによって、作動し、機能し、成長し、強化されていく。

だが、過剰な運動はまったく必要ない。

加えて、肉体的な負荷だけではなく、精神的な負荷もまた、体を強化し、機能させていくうえではおおいに役立つ。

人はとかく、精神と肉体を別物のようにとらえがちだが、精神は肉体の作用によって生じている。そこで特に大きな役割を果たしている脳のさまざまな反応は、神経を通じて、全身の骨や筋肉、内臓、血管やリンパ管などの器官にフィードバックされ、それらの器官に肉体的負荷と同様の影響を与える。だから、それが適度なものであれば体の機能をより向上させるし、過剰なものであれば体の機能を損なわせる。

違う言い方をすれば、本来なら体を強くする負荷となる程度のわずかばかりの精神的ストレスで壊れてしまう心というのは、その土台となるはずの体そのものが十分な強さを備えていないということになるだろう。

私が尊敬する、「整体」という言葉の産みの親でもある野口晴哉《はるちか》氏は、まだ結核が不治の病とされていたころに、「やがて結核は治るようになる。そうしたらきっとがんが流行《はや》る。しかしがんもいずれ治るようになるが、そのころは精神病が増えるだろう」という言葉を残された。そして、今、まさに、その言葉が現実のものになろうとしている。

持てる力を最大限に発揮できる、健康な体と心を維持していくうえで忘れてはならないのは、それぞれの不調はそれだけで独立しているものではないということである。

心の不調は体の不調より生じてまた体に影響をおよぼし、体の不調は心の不調より生じてまた心に影響をおよぼす。

体のある部分に表れた不調は、別の部分の不調の兆候であり、さらにまた別の部分の不調の引き金となる。

それは、不可思議なことでもなければ、特別なことでもない。なぜならば、私たちの体のなかにあるすべての器官はさまざまな形でつながっており、それらの統合された仕組みが心や精神と呼ばれるものを生み出しているからである。

肉体的負荷、精神的負荷をともに許容できる体を養うことこそが、体の性能を一二〇パーセント発揮させることにつながる。それは、平時においては充実した人生を送ることができ、緊急時においては自らの生命を守られることを意味するのだ。

使いきって死ぬのが、幸せな人生

高齢化社会が始まり、「老い」の問題があちらこちらで語られるようになったが、まだまだそれに見合った社会整備は進んでおらず、さまざまな面で漠然とした不安を感じておられる方もいらっしゃるだろう。

そうした状況もあってか、最近では、「長生きすることが幸せである」と必ずしも言いきれないのではないかと考えている方が、増えているようである。

確かに、今後ますます高齢者の医療費負担は大きくなっていくだろうし、寝たきりの状態で一〇〇歳まで命を永らえることが果たして望ましいことなのかといったことまで考えると、ただ長く生きるというだけでは十分に幸せであるとはいえなさそうだ。

では、幸せな人生の終え方とは、どんなものだろう。個人的には、死ぬ直前まで元気に立ち働き、もちろん、自分の身の回りのことは自分で面倒がみられる状態で、ポックリと逝《い》く……それが理想だと考えている。

そのためには、年老いても、体の正常な機能を保ったままで、エネルギーを残さずに使いきることが大切であろう。

これは、じつは、質のよい睡眠をとるための方法と非常によく似ている。消費すべきエネルギーを体に残さず、一日単位できちんと使いきることが、睡眠の質を高め、体が本来持っている機能を働かせるということは以前に述べたとおりである。

そうした意味からいえば、「死」というのは、最期に訪れるもっとも深い眠りであるといえるかもしれない。

その眠りを快適に迎えるには、やはり、出し惜しみすることなく、一生分のエネルギーを人生のなかで使いきるしかない。

そして、それこそが、すべての人間に共通した唯一の使命なのではないだろうか。

私が「整体」というものに出会ったのは、けっして偶然ではなく、自分自身がそれを知り、またそれをできるだけ多くの人々に伝えていく必然があったのだと考えている。

整体を通じて私が得たものを皆さんに共有していただき、なにかのお役に立てていただけるのなら、これ以上に幸せなことはない。

おわりに

子どもの頃から、身近に「整体」があった。両親や祖父が、野口晴哉先生の主宰されていた『整体協会』の会員だったのだ。

幼い頃、病気やケガをしたときに私が施された処方というのは、他の子どもたちに比べると、一風変わったものだった。ケガをすると「もぐさ」が使われ、腹痛を起こすと患部に母の手が当てられた。予防接種なども、一切受けた記憶はない。そのため、友人たちが用いている「風邪薬」や「包帯」にあこがれ、保険証を持ち出してこっそりと「病院」に行ってみたのをよく覚えている。

千葉大学で助教授として人間工学を研究していた父が四〇代半ばで早世してしばらく後、母が鍼灸《しんきゅう》学校に通いはじめた。そのとき、母は四〇歳を目前に控え、私は中学生だった。私が新聞配達やビールの配達で生活費を稼ぐ一方、母は子育て、家事、鍼灸学校での勉強をこなし、無事に国家資格を得た。

その二年後、県立の進学校に通っていた私もまた、教師や親戚などの周囲の反対を押し切って、国家資格を目指し東洋鍼灸専門学校に入学する。ちなみに、同学年の生徒のなかで、専門学校に進学したのは、私一人だった。

私は、自らの職業を人に伝えるときに、「整体師・鍼灸師」と名乗ることが多い。国家資格を持っているのに、あえて資格を必要としない「整体師」と名乗ることについていろいろと心配してくださる方もいるのだが、私としては誇りをもってこの言葉を使っている。

なぜならば、私は、「整体」の世界観を愛しているからだ。

「整体」とは、単に体の調子を整える技術というだけではない。「体」を入口として、日常生活や人間関係、思考に関してまでアドバイスできる知識や技術、哲学の集積だと考えている。

そして現代こそ、これまでの人類の歴史のなかで、もっとも「整体」が求められ、また有効に活用できる時代なのではないだろうか。個人が抱えるさまざまな問題はもちろん、社会的病理をさえ解決しうる世界観がそこにあるように私には思われるのだ。

尊敬する野口晴哉先生や祖父、両親、さらに多くの先人の知恵を受け継ぎ、それを研《けん》鑽《さん》し、同時代に暮らす人々や後世を生きる人々に広く伝えていきたい。

本書がその一助になれば、それに勝る幸せはない。

二〇〇七年一一月一〇日　寺門琢己

著者略歴

寺門琢己《てらかどたくみ》

一九六四年、千葉県生まれ。Z-MON(ゼモン)治療院主宰。
少年時代に体のおもしろさに目覚め、
東洋鍼灸専門学校在学中から整体の活動を始める。卒業後、国家資格取得。
東京・代々木の治療院にて日々さまざまな体に接している。
自ら考案した「骨盤体操」を解説した
『骨盤教室』(幻冬舎)は50万部を超える大ベストセラーに。
近刊は、上半身の骨盤ともいえる「肩甲骨」の開閉をスムーズに促す
体操の理論と方法をまとめた『美乳教室』(幻冬舎)。

幻冬舎新書 13

男も知っておきたい
骨盤の話

二〇〇六年十一月三十日　第一刷発行

著者　寺門琢己

発行者　見城徹

発行所　株式会社　幻冬舎
〒一五一-〇〇五一東京都渋谷区千駄ヶ谷四-九-七
電話　〇三-五四一一-六二一一(編集)
〇三-五四一一-六二二二(営業)
振替　〇〇一二〇-八-七六七六四三

ブックデザイン　鈴木成一デザイン室

印刷・製本所　図書印刷株式会社

Printed in Japan ISBN4-344-98012-3 C0295
て-2-1
幻冬舎ホームページアドレス http://www.gentosha.co.jp/
＊この本に関するご意見・ご感想をメールでお寄せいただく場合は、comment@gentosha.co.jp まで。